Manual de enfermería comunitaria

Manual de enfermería comunitaria

Álvaro Bernalte Benazet
María Teresa Miret García

María Encarnación Sánchez Olmedo
María Victoria Laflor Carot
Francisco Javier Olmedo Porcuna

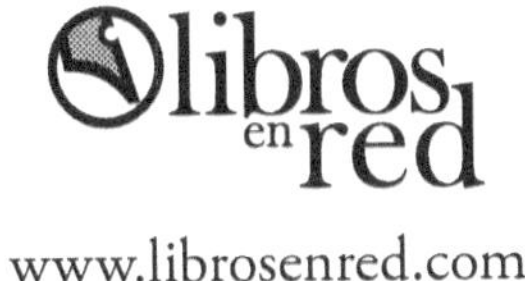

www.librosenred.com

Dirección General: Marcelo Perazolo
Dirección de Contenidos: Ivana Basset
Diseño de cubierta: Emil Iosipescu

Primera edición en español - Impresión bajo demanda

© LibrosEnRed, 2005
Una marca registrada de Amertown International S.A.

ISBN: 1-59754-107-9

Para encargar más copias de este libro o conocer otros libros de esta colección visite www.librosenred.com

*Dedicado a Alex, Daniel, Marta,
Margarita, Quique, Juan; Nicolás,
Rebeca, Teresa, Juanito y María.
En Algeciras a 2 de agosto del 2005.*

Los autores

Tema I
Cultura y sociedad

Índice

> En este tema pretendemos relacionar dos conceptos Cultura y Sociedad, que a veces se utilizan inapropiadamente como sinónimos; creemos que esto es básico para unos trabajadores de la salud, que pretenden distinguirse con un marchamo de "comunitarios".
>
> Los objetivos planteados son que el alumno al finalizar el tema deberá ser capaz de: desarrollar una aproximación al concepto de cultura, diferenciar entre sociedad y cultura, y explicar la concepción de la sociedad como sistema.

A. Introducción

Creemos necesario para iniciar este tema realizar algunas precisiones históricas de la relación naturaleza / cultura, y su evolución en el intento de explicar la "naturaleza" del hombre.

La revolución industrial y las revoluciones políticas que se producen en el s. XVIII son coincidentes con la Teoría de la evolución, por no decir que condicionan a esta influyendo en el tipo de explicaciones que se dan a la evolución social y cultural del hombre, alguna de ellas se percibe como amenazante para el orden social existente. Estas teorías superan el dualismo cartesiano[1].

A finales de este siglo XVIII y principios del XIX, una serie de hechos sociológicos, y de descubrimientos científicos parece que llevan a considerar una ciencia unitaria del hombre, que estaría formada por la Anatomía, la Fisiología, la Psicología, y la Moral y tal como dice Mirtha Lischetti (1999:213):

> ... saber del hombre, saber que va a consistir en pensarlo emparentado con los animales, colocándolo dentro del medio natural y dentro de una historicidad con tiempo y leyes humanas.

Se crea pues una polémica materia / espíritu, o si se quiere de la Iglesia versus la teoría de la evolución, donde el enfrentamiento es: lo natural con lo histórico o cultural, en definitiva como interpretar los comportamientos del hombre atribuyéndolos al orden biológico, o bien al orden histórico[2].

En la Inglaterra industrial del s. XIX con un rápido aumento de la población, se produce un fenómeno de reflexión sobre aumento de población y suficiencia de los métodos de subsistencia, así Malthus, T. (1798) opinaba que:

> ... los bienes de subsistencia aumentaban aritméticamente, y la población, geométricamente, es necesario prevenir las posibles situaciones catastróficas futuras cada uno debe esforzarse en obtener su parte, mediante el trabajo en la socie-

---

[1] Distinguía en el hombre el "res cogitans", dotado de alma y / o razón; y al "res extensa", mesurable y cuantificable en el aspecto anatomo-fisiológico.

[2] Estas posturas se radicalizaron dando lugar a dos falacias: el determinismo biológico y el determinismo cultural.

dad; los pobres, los perezosos, los inútiles no tienen derecho a vivir a expensas de los demás. Su desaparición es un efecto beneficioso para la sociedad. No hay que hacer nada para evitar la competencia entre los hombres en cuanto a los bienes de subsistencia se refiere (Lischetti, M.; 1999:214)

La teoría que postuló que el progreso de las sociedades se debía a la lucha por los recursos, lleva el nombre de Darwinismo social; debemos decir que a pesar de que se supone que es la Teoría de Darwin que desde 1859 condujo a los científicos sociales, es exactamente al contrario Darwin se basó en las teorías sociales como la maltusiana, en sus propias palabras esta es la Teoría de Malthus aplicada a todo el reino vegetal y animal.

Debemos quizá realizando una introspección, que una el momento histórico y las necesidades de la industrialización traer aquí unos elementos de discusión de la pluma de Marta Lischetti (1999:215):

> esta escena [de la evolución] no guarda relación con el concepto de selección natural, no se explica como a partir de esa lucha se va a producir la evolución del hombre a partir de animales no humanos. Según ella, cada individuo, cada tribu, cada nación debería resolver el problema de su lucha por la vida. Más que científica, esta forma de concebir la evolución era una pretendida justificación del liberalismo económico... pero planteado... más dramático, más fácil de entender y por lo mismo más popular... Se habría producido lo que muy bien sintetiza Sahlins cuando dice: "La naturaleza, imaginada culturalmente, ha sido utilizada a su vez, para explicar el orden social y humano, y viceversa...".

En el siglo XX la reacción contra el evolucionismo, o mejor dicho el unievolucionismo que plantea como modelo la cúspide del hombre, en las sociedades anglosajonas; surgen planteamientos en los años cuarenta como el Kroeber, que defienden la completa subordinación del individuo al medio cultural, y establecen las bases de lo que denominábamos el determinismo cultural.

En el mismo sentido se expresa el padre de la Antropología moderna Bronislaw Malinowski aunque desde una postura teórica diferente:

> ... Si solo la biología controlara la procreación humana, la gente se emparejaría según leyes fisiológicas, que son las mismas para todas las especies; produciría descendencia según el curso natural del embarazo y el alumbramiento; y la especie animal tendría una típica vida familiar, fisiológicamente determinada. La familia humana, unidad biológica, presentaría la misma constitución a todo lo ancho de la humanidad. <también quedaría fuera del campo de la cultura, como han postulado muchos sociólogos, singularmente Durkheim. Pero en lugar de esto, el emparejamiento, es decir, el sistema de hacer la corte, el amor, y la selección de consortes está tradicionalmente determinado en todas las sociedades humanas por un cuerpo de costumbres culturales que prevalecen encada comunidad. Existen reglas que prohíben el matrimonio...

Dufrenne en los años 50 defendía, desde la Psicología, que es imposible comprender la naturaleza humana, a partir de la animalidad, y que lo que realmente sucede es lo inverso, que se comprende a los animales a partir de lo humano. Lo que en el hombre parece un comportamiento biológico, o fisiológico, está tamizado por la cultura.

Claude Levi-Strauss, hace recaer la importancia de lo cultural y lo societario, en la aportación de las prohibiciones, de las reglas, de los tabúes, así en todas partes donde hay normas sabremos que hay cultura. Así para él, los universales, es decir lo que es igual en todas las culturas, corresponde al llamado orden de la naturaleza, pero todo lo que esta sujeto a una norma pertenece al orden de la cultura. De aquí parte la importancia que se ha dado al tabú del incesto que al ser universal ha llevado a pensar que sitúa el momento de paso hacia la naturaleza cultural del hombre.

Podríamos decir que si bien el hombre es un animal con atributos únicos: el ser completamente erecto, con una espina dorsal de doble curvatura, barbilla prominente, pies arqueados, que sirven para andar...etcétera, es sin embargo, fundamentalmente, un cerebro grande y funcionalmente más elaborado de donde derivan sus características... humanas.

Para concluir decir que parecen pues existir dos estadios de la evolución, uno inicial donde dominan las leyes de la biología, y otro que se inicia con la interrelación como decía Popper de cerebro y lenguaje, así cerebro hace a lenguaje, lenguaje hace a cerebro, así muchos autores dicen que los orígenes de la humanidad se confunden con la capacidad de simbolizar y de expresar (lenguaje auditivo verbal). La capacidad de representar o simbolizar es propia de nuestra especie, los orígenes del lenguaje que denominamos auditivo-verbal (el habla) se confunden con el de la humanidad, cuando avanzamos en el camino del hombre hacia nuestros días, en el neolítico, aparece un segundo sistema de signos, el visomanual (la escritura).

B. CULTURA

Sobre la cultura no hay un acuerdo conceptual entre los estudiosos de la cultura (antropólogos); pero el término plantea inicialmente dos acepciones: la cultura y las culturas, sobre ellos dice Izard que:

> ... dos acepciones principales, que por otra parte son inseparables la una de la otra, según se hable de "la cultura en general o de las formas de cultura colectivamente pensadas y vividas en la historia: se habla entonces de las culturas"[3].

---

[3] BONTE, P.; IZARD, M.; 1996:201.

Para aquellos que proceden de las Ciencias naturales, podíamos realizar una explicación descriptiva de la Cultura efectuando un paralelismo con la genética; así sabemos que los organismos vivos se reproducen gracias a la transmisión de la información necesaria por genes; y sabemos que esta información para ciertos organismos vivos, define no solamente su estructura física sino su actividad, así por ejemplo: las hormigas.

En cambio otros organismos como los seres humanos, necesitamos para subsistir de otra información, que no es transmitida por los genes, que es la cultura, así remedando a Clifford Geerz, podemos decir que existen dos tipos de información necesaria para el ser humano: una extrínseca (cultura) y otra intrínseca (genes), respondiendo a la vieja dicotomía, de la que hemos hablado ya, cultura / naturaleza.

Podríamos pensar, equivocadamente, que existe un consenso de lo que es cultura, pero esto no es así, pero no siendo el objetivo de estas páginas abordar esta controversia, diremos que la concepción de la cultura de Sir Edward Burnett Tylor[4], ha sido la definición que a pesar de los años se ha mantenido como "generalmente" aceptada:

> La cultura [...] en su sentido etnográfico amplio, es ese todo complejo que comprende conocimientos, creencias, arte, moral, derecho, costumbres y cualesquiera otras capacidades y hábitos adquiridos por el hombre en tanto que miembro de la sociedad[5].

Aquí vamos a utilizar la perspectiva materialista cultural prioritariamente, por ello traemos a estas páginas la definición del máximo representante de esta corriente Marvin Harris (1927-2001), quien nos decía que la cultura es el:

---

[4] Fundador de la Antropología académica.
[5] Mencionado por HARRIS, M.; 2002: 166

> ... estilo de vida total, socialmente adquirido, de un grupo de personas, que incluye los modos pautados y recurrentes de pensar, sentir y actuar[6].

Nuestro concepto, dista mucho de considerar la cultura como un fenómeno mental, la cultura es un todo influido por el tiempo, por el contacto con otras culturas, incluso por los cambios en o de nicho ecológico, así que es algo vivo, gracias a ese proceso de cambio.

Sobre el cambio sociocultural, que sucede con el paso del tiempo y por fenómenos como la difusión, la invención,... etcétera, unas palabras de Jesús Contreras evidencian que cada cultura es diferente a las otras en un momento dado, y así misma en otras épocas:

> ... cada cultura és un organisme individual diferent de les altres i diferent de alló que era en el seu propi pasat, ha de ser estudiada ara (enfocament sincrónic) en el seu funcionament real i prenent cada cultura com una unitat integrada en parts inseparables (holisme)[7] [8].

Una equivocación constante, que se produce a nuestro alrededor, consiste en confundir educación con cultura, o ahondando aún más, confundir nivel académico con nivel cultural, lo cual es utilizar dos términos como sinónimos sin serlo, ya que para cualquier antropólogo todas las personas tenemos cultura, tanto un pastor como un catedrático, no así, nivel académico. Es muy comentado en las etnografías o trabajos de campo en los que los antropólogos se sumergen

---

[6] MARVIN, H.; 2002:165-166.

[7] Traducción de los autores: "... cada cultura es un organismo individual diferente de los otros y diferente de aquello que era en su pasado, ha de ser estudiada en ahora (enfoque sincrónico) en su funcionamiento real y tomando cada cultura como una unidad integrada por partes inseparables (visión holística)".

[8] CONTRERAS, J. (1986: 9)

en la cotidianeidad de otros pueblos o comunidades, a veces, sin una buena comprensión ni siquiera de la lengua, y que son considerados los "ineptos" por los indígenas, al igual que niños que no saben, debido a sus continuas equivocaciones: en las interacciones sociales, en su observación participante, y en las actividades en general de la comunidad; valga como ejemplo esta pequeña interacción explicada por su autor Nigel Barley sobre sus experiencias de campo en África con los Dowayo:

–¿Dónde está Taab gaay?

Pascal tenía algo de buscavidas urbano, así que hablábamos en francés. Era un chiste viejo pero a él le hacía gracia. Taab gaay –¿Dónde está el tabaco?–, las sempiternas palabras de su mujer al verme. Por una especie de ancestral acuerdo tácito, simulábamos que ella se llamaba así.

–Murió anoche.

Yo me quedé de piedra. Él parecía tomárselo con mucho aplomo. Dudé y en el último momento me resistí a preguntarle de que había muerto. En el universo dowayo, siempre resultaba algo demasiado complicado de averiguar con simples preguntas. Podrían haberla matado unos antepasados, la brujería o el poder de su propia hechicería, una enfermedad occidental o una combinación de cualquiera de estas cosas. La verdad, solo saldría gradualmente a la luz.

–¿Y cómo fue?

–Sencillamente estaba caminando, se mareo y se murió.

Balbuceé un pésame y mientras lo hacía, Pascal miró por encima de mi cabeza, saludó con la mano y sonrió. Levantando la vista ví a su mujer bajando lentamente por la carretera, cogiendo hojas distraídamente a uno y otro lado de la carretera, envuelta en telas y dirigiéndose al centro. Sentí un acceso de ira por haber sido objeto de una broma tan estúpida. Entonces me acordé. Entre los dowayos, se describe a

cualquiera que se desmaya o cae en coma como "muerto"...
(BARLEY, N.; 2000:60).

Como ya decíamos existen otros enfoques sobre la cultura por ejemplo el de los culturalistas americanos, es interesante la descripción de la situación actual que hace Paul Bohannan sobre la o las culturas, a saber:

> El número de culturas a pequeña escala ha crecido al mismo tiempo que aumentaban las culturas globales. La mayoría de los pueblos del mundo viven hoy en culturas de dos pisos: la cultura mundial de la política y la economía, y las culturas más pequeñas que rodean al parentesco, la familia, la religión y los intereses comunes (BOHANNAN, P.; 1992: 295).

Nuestras culturas que parecían no variar apenas, podemos observar que en los dos últimos siglos han ido variando en un "in crescendo", el autor antes mencionado plantea algunas de las variaciones que afectan a las culturas emergentes, aunque considera que no agota la exposición porque existen más, sobre su esquema hemos hecho algunas modificaciones. (Ver gráfico 1 en pág. sgte.).

El proceso de enculturación parece no acabar nunca, es interesante la visión del mismo autor, Bohannan, que dice:

> Aprendemos nuestra cultura materna a medida que crecemos. Durante toda nuestra vida seguimos aprendiendo partes de ella: el aprendizaje es un proceso de toda la vida. Si no nos jubilamos el proceso continúa. Jubilarse es rechazar el reto de aprender algo nuevo. (1992:34).

Hay una tendencia a la simplificación que consiste en considerar la cultura solo como tradición, y así mismo existen otras tendencias que consideran que las culturas son homogéneas, cuando, sin entrar en un estudio más profundo, podemos observar que ciertos grupos dentro de ellas tienen características culturales particulares o diferentes, lo que denominamos subculturas, lo cual desdice tal pretensión de absoluta homogeneidad.

Gráfico 1

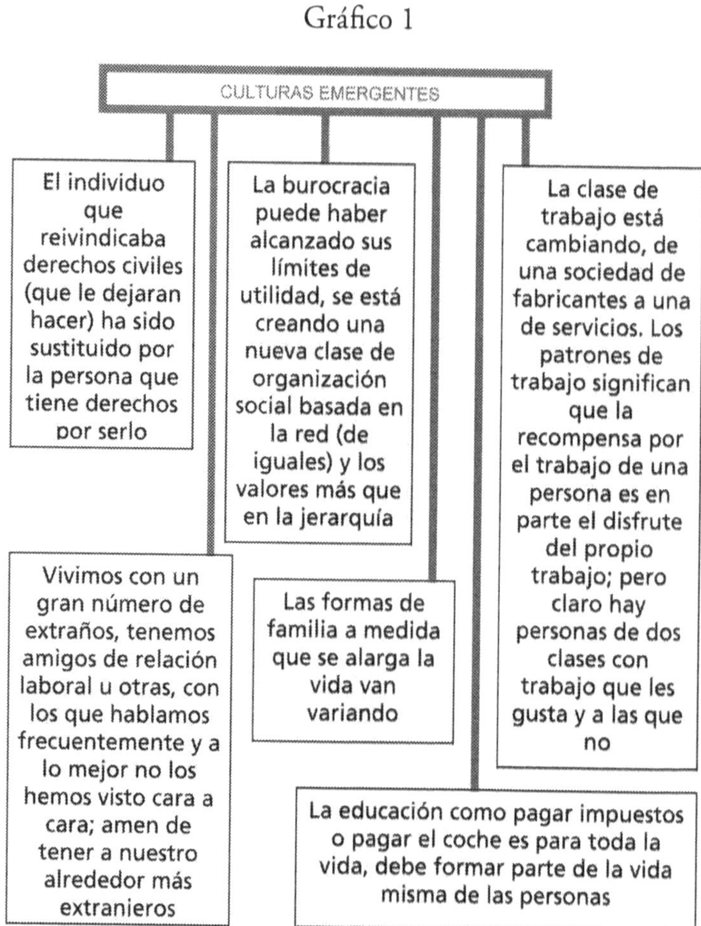

c. SOCIEDAD

Existen diferentes conceptos de lo que es una sociedad, así podemos mencionar algunos muy interesantes como el de Aberle, y el de Harris:

Una sociedad consiste en un grupo de seres humanos provisto de capacidad de autoreproducir su existencia colectiva en función de un sistema de reglas para la acción, la duración de cuya vida excede a la de los individuos que se someten a ellas[9].

... sociedad nos referimos a un grupo de personas que comparten un hábitat dependiendo unas de otras para su supervivencia y bienestar...[10].

Los objetivos de esta vida en común, son la supervivencia, el bienestar y la reproducción del grupo, el cual perdura en el tiempo por encima de los individuos que lo conforman.

La sociedad es una estructura de relaciones entre personas individuales o entre los grupos sociales y las personas que los forman. La forma de las relaciones encaja en un sistema que se denomina estructura social. La mayor diferencia con las sociedades animales, es que el hombre ha culturizado su vida y su medio, han creado herramientas sociales que les han permitido subsistir con éxito.

Existe un enfrentamiento entre dos términos, comunidad y sociedad, que han desarrollado muchos teóricos: Tönnies, que la intentaba explicar mediante la contraposición: Gemeinschaft / Gesellschaft; otro autor como Maine, se refería a la dicotomía estatuto / contrato, y Durkheim, que lo analizaba desde el aspecto de la solidaridad mecánica y la solidaridad orgánica. La sociedad se ha contrapuesto a la comunidad, de tal forma que aunque se utilicen muchas veces como sinónimos, las diferencias se establecen generalmente desde dos perspectivas, una en la naturaleza de las relaciones entre individuos, otra en el aspecto institucional y económico. La antropología cultural americana ha primado la primera, así una comunidad es un grupo humano que su esencia es holista (total se podría

---

[9] ABERLE, D. F. (1950). "The functional Prerequisites of a Society". Ethics, 60:100-111.
[10] HARRIS, M.; 1998:167.

decir también), la conexión entre los individuos[11] se obtiene sobre la base de su escasa diferenciación, todos hacen de todo y puesto que es así las semejanzas construyen la solidaridad y apenas hay conflicto; en la sociedad[12], tenemos otro tipo de relaciones, existe una mayor diferenciación entre las personas, esto lleva a conflictos que necesitan de una autoridad que fije los límites.

Podíamos volviendo a la sociedad desarrollar un concepto propio de forma comprensiva, como el que sigue:

> Término que se aplica a un grupo de personas que viven en un nicho ecológico compartiéndolo, con una organización mas o menos compleja y una cultura dominante, siendo uno de sus objetivos la reproducción del grupo, y dependiendo de todos los individuos su supervivencia y bienestar[13].

Los principios en que se basa la construcción de las sociedades poseen más y mayor complejidad en las sociedades humanas que en las sociedades de los primates, según Bohannan los humanos hemos culturizado nuestra sociedad al mismo tiempo que hemos culturizado nuestro comportamiento animal, desde su perspectiva distingue unos principios en la organización societaria de coincidencia con los animales; son los principios de: Dominación o jerarquía, el de parentesco, el de especialización de funciones y el de cooperación, así:

> - Principio de dominación (jerarquía)
> "Puedo zurrarte"
> "De acuerdo puedes zurrarme"...

---

[11] Esto es el orden que configura la estructura social.

[12] Estamos haciendo referencia sobre todo a la promovida por la industrialización.

[13] No olvidemos que esa cultura puede no ser compartida totalmente, de ahí la existencia de subculturas.

- Principio del parentesco

"No importa cuánto te odio, llevas mis genes y por tanto te quiero"...

- Principio de especialización de funciones

"Puedes depender de lo que yo se hacer si yo puedo depender de lo que tu sabes hacer"...

- Principio de cooperación

"Te ayudaré mientras me convenga" (1992:16-17).

Los principios propios de los seres humanos, son según este autor:

- Principio del contrato

"Haré A para ti si tú haces B para mí"...

- Principio del papel (rol)

"Realmente no soy yo quien te lo está haciendo"...

- Principio de clasificación

"Yo soy sencillamente mejor que tú, y por las siguientes razones..."...

- Principio de propiedad

"Esto es mío. Los únicos derechos que tienes sobre ello son los que yo te doy"...

- Principio de coste-beneficio

"Te lo compraré o lo haré para ti si el coste no es demasiado alto" (1992:17-18).

Si observamos, cada uno de nosotros ha nacido en una sociedad que ya existía, en ella aprendimos una lengua necesaria para adquirir la cultura, y en definitiva como expresa Leach:

hacer suyas las ideas, las costumbres, las técnicas que permiten a los hombres y a las mujeres ejercer un control sobre su medio natural y un poder los unos sobre los otros (LEACH, E.R.; 1991:678)

La clasificación de las sociedades, a pesar de sus dificultades, se ha realizado a lo largo de la historia de diferentes formas entre otras:

- en el racionalismo del siglo XVIII definía el progreso humano por el avance en la razón, así la progresión se producía desde el estadío de salvajismo, al de barbarie y de este al de civilización.
- en el siguiente siglo, con el evolucionismo se definirá esta progresión por su estadio evolutivo medido como progreso técnico, se habla, pues, de sociedades de cazadores-recolectores, de pastores nómadas, de horticultores, e incluso de sociedades industrializadas.

D. La sociedad como sistema

Pareto fue el primero en cualificar la sociedad como un sistema, pero es a Talcott Parsons a quien debemos el concepto de sistema social, expresado como un conjunto de relaciones sociales, estructuras y estratificaciones sociales; es en éste conjunto donde debemos percibir como un componente básico el subsistema de salud[14].

Lo esencial de su concepción de sociedad se encuentra según Leach:

> ... resumido en una breve obra[15] en la que formula la hipótesis de que las sociedades son otros tantos sistemas cerrados y discretos, susceptibles de ser ordenados según una perspectiva jerárquica que va del estado primitivo al estado moderno pasando por el estado arcaico[16].

---

[14] Que puede ser muy heterogéneo, como las sociedades o grupos humanos.

[15] PARSONS, T. (1966). "Societies: Evolutionary and Comparative Perspectives". Englewood Cliffs, New Jersey. PrenticeHall.

[16] LEACH, E. R. en BONTE, P.; IZARD, M. (1996) Op. cit:678-679

Talcott Parsons[17], [18] pone en juego la preocupación alrededor de la voluntad y los valores, con la idea de construirlos desde una visión moral de la sociedad norteamericana, ello después de la crisis norteamericana del 1930. De ahí la preocupación Individuo - Sociedad, es traducida en Individuo - Sistema Social.

Es en su obra titulada "El Sistema Social", donde planteará una visión sistémica de la teoría de la Acción Social. En la Actualidad Jürgen Habermas, plantea que la relación Actor - Sistema es una de los problemas de las Ciencias Sociales. En esta relación Actor - Sistema es de donde surge el concepto de Rol[19], que Parsons toma de la Antropología.

Cada individuo tiene una serie de roles que cumplir, estos deben ser funcionales, y contribuir a la integración del todo social, pero los roles no son equivalentes a personas, son papeles sociales ejecutados por actores individuales. Así cada actor puede ser entendido como un conjunto de roles; de esta forma el Rol es el punto teórico donde actor y sistema confluyen.

La sociedad es presentada como una gran maquinaria sus integrantes tienen requisitos, necesidades y funciones; Por otra parte, las funciones son importantes para el funcionamiento del "todo social". La Sociedad está compuesta para Parsons por "subsistemas", cada uno de los subsistemas produce algún recurso que es útil para el otro. Un Sistema funciona bien

---

[17] Un sistema social -reducido a sus términos más simples- consiste, pues, en una pluralidad de actores individuales que interactúan entre si, en una situación que tienen un aspecto físico o de medioambiente, actores motivados por una tendencia a obtener un óptimo de gratificación y cuyas relaciones con sus situaciones -incluyendo los demás actores- están mediadas y definidas por un sistema de símbolos culturalmente estructurados y compartidos" PARSONS, T.; 19999:19).

[18] NA. El sistema funciona si funcionan tres planos, la estructura, la personalidad de los individuos y la cultura, que son los componentes de la acción social.

[19] Rol: Interacción entre la persona y el sistema en el que está viviendo.

cuando los intercambios entre los subsistemas son fluidos y congruentes.

El estudio del sistema social y por ende del subsistema sanitario, ha sido abordado desde diferentes perspectivas, entre ellas la estructuralista, la funcionalista y la marxista, así:

> ... desde la estructuralista, analizando las relaciones que se establecen entre los distintos grupos y clases sociales de una sociedad; desde el funcionalista, prestando atención a la finalidad de las diferentes partes que integran el sistema, y desde la marxista, considerando las relaciones entre los intereses contrapuestos de los diferentes grupos y clases sociales[20].

Los individuos nacemos en una sociedad o grupo preexistente, en él nos enculturamos, aprendiendo la lengua utilizada por el mismo, que es una herramienta que nos permite hacernos con la cultura de esa sociedad, técnicas, ideas,...etcétera; todo ello nos permite abordar la relación con los demás y con nuestro entorno, intentando como dice Leach:

> ... ejercer un control sobre el medio natural y un poder los unos sobre los otros[21].

E. LO SOCIOCULTURAL

Comentar que existe un término que se utiliza mucho: lo "socio – cultural", que hace relación a todas las actividades culturales y sociales, y que es una contracción que no expresa ninguna idea nueva ni aporta nada más allá de lo que exponen los términos cultura y sociedad de forma individual; puede ser útil como dice HARRIS, M.:

---

[20] GÓMEZ; AIBAR Y ARRIBAS " Sistemas de salud. Modelos principales" en PIEDROLA, G.op. cit. pag.:1317.
[21] LEACH, E. R. en BONTE, P.; IZARD, M. (1996) Op. cit.:678-679.

... para recordar que la sociedad y la cultura forman un complejo sistema de partes que interactúan... (1998:167).

A nuestra forma de entender la utilización de este tipo de términos se debe a dos circunstancias:

- la primera es la inseguridad que produce la frontera entre lo social y lo cultural,
- la segunda producida por que dichos conceptos no se han clarificado previamente, entendiendo, eso si, la dificultad que esto produce por la disparidad de criterios, por ejemplo según escuelas, corrientes,... etc.

Paralelamente encontramos la utilización de términos como socio- demográfico, socio-económico para referirse a factores o aspectos de los componentes del grupo (sociedad) o características culturales del mismo.

F. Dudas sobre el texto

G. Bibliografía

ABERLE, D. F. (1950). "The functional Prerequisites of a Society". Ethics, 60:100-111.

BARLEY, N.; (2000). "Bailando sobre la tumba". Barcelona. Anagrama.

BOHANNAN, P. (1992). "Para raros nosotros". Madrid. Ed. Akal.

BONTE, P.; IZARD, M. (1996). "Diccionario Akal de Etnología y Antropología". Madrid. Ed Akal (pp. 201-203).

CONTRERAS, J. (1986) En el prólogo a la edición: Malinowski, B. "Els argonautes del pacífic occidental. Barcelona. Ediciones 62.

DUFRENNE, M. (1959). "La personalidad básica". Buenos Aires. Ed. Paidós.

FINKLER, K. (1992). "El cuidado de la Salud: un problema de relaciones de poder" en CAMPOS, R. (Comp.) "La Antropología médica en México". México. Universidad Autónoma Metropolitana. (Tomo 2).

HARRIS, M. (1998). "Introducción a la Antropología General". Madrid. Alianza Editorial (pp. 165-182).

HARRIS, M. 1991). "El desarrollo de la teoría antropológica. Historia de las teorías de la cultura". México. Ed. Siglo XXI.

LEVI-STRAUSS, C. (1969). "Las estructuras elementales del Parentesco". Buenos Aires. Ed. Paidós.

LIENHARD, G. (1966). "Antropología Social". México. Fondo de Cultura Económica.

LISCHETTI, M. (1999). "Antropología". Argentina. Ed. Eudeba.

PARSONS, T. (1999). "El sistema social". Madrid. Alianza Editorial.

SAHLINS, M. (1982). "Uso y abuso de la biología". Madrid. Siglo XXI.

VAZQUEZ, H. (1982) "El estructuralismo, el pensamiento salvaje y la muerte". México. Fondo de Cultura Económica.

H. Preguntas de autocomprobación

1ª Define la cultura de una manera comprensiva.
2ª Define del grupo que denominamos sociedad, sus características.
3ª Descríbeme en que se diferencia cultura de sociedad.
4ª Relaciona sistema social, con la teoría de conjuntos.
5ª A qué aplicamos el término de sociocultural.

I. Contestar preguntas de autocomprobación

1ª Define la cultura de una manera comprensiva.

____

____

____

____

____

____

____

____

2ª Define del grupo que denominamos sociedad, sus características.

____

____

____

____

____

____

3ª Descríbeme en qué se diferencia cultura de sociedad.

4ª Relaciona sistema social, con la teoría de conjuntos.

5ª A qué aplicamos el término de sociocultural.

J. OBSERVACIONES A LAS PREGUNTAS DE AUTOCOMPROBACIÓN

Tema II
Cultura y salud

Índice

La enfermedad y la muerte han sido afrontadas a lo largo de la Historia, por las diversas culturas y grupos humanos, mediante la creación de un complejo de ideas y de prácticas: ideas que son afianzadas o legitimadas por su concordancia con los valores y creencias que en esas mismas culturas soportan la cosmogonía o explicación del mundo; las prácticas de acuerdo con las anteriores, conforman procesos de selección y preparación de los encargados de las mismas, y en algunos casos: lugares o instituciones donde estos desarrollan sus actividades.

Los objetivos planteados son que el alumno al acabar el tema, deberá estar en condiciones de: explicar la relación entre la forma de ver, entender y explicar el mundo que tienen los distintos grupos humanos, y la vertebración de un sistema de respuesta a la enfermedad y a la muerte; explicar que no existe un solo tipo de medicina, y que en nuestra sociedad conviven varias; y por último diferenciar entre una medicina legitimada oficialmente y otra que no lo está.

A. Antecedentes

Las sociedades del Paleolítico, cuyo perfil podíamos definir de pequeñas bandas de forrajeros y cazadores, que se desplazaban en busca del alimento son definidos por el profesor Pedro Marset desde la Salud Pública de la siguiente forma:

> La estructura de la sociedad paleolítica, basada en la actividad de grupos de cazadores recolectores de menos de un centenar de miembros, con una movilidad estacional en un nicho ecológico estable, adaptados a los recursos disponibles en cada zona, etc., da lugar a un perfil epidemiológico caracterizado por la ausencia de epidemias, una esperanza de vida relativamente elevada, y la existencia de enfermedades derivadas de la exposición a las inclemencias atmosféricas y del desarrollo de una actividad física. La visión totémica de la realidad que poseen estas sociedades presentará la enfermedad como el resultado de la actuación de múltiples espíritus malignos que hay que neutralizar, tanto con invocaciones como con remedios obtenidos de la experiencia acumulada generación tras generación[22].

En el neolítico se produce una auténtica revolución tecnológica, no solo por la aparición de utensilios más refinados (piedra nueva), sino por que se inicia en Asia la domesticación de animales y el cultivo de cereales y su almacenamiento en vasijas de cerámica, es en este momento crucial donde se inicia el proceso de asentamiento de la población, de cambios debidos a la especialización y la jerarquización social:

> ... se produce un cambio en el perfil epidemiológico. Factores como el contacto con el agua y el ganado, el aumento de la densidad demográfica, la dependencia de las cosechas, las deficiencias nutritivas del estamento social inferior resultante de la estructura jerárquica de la sociedad, el desarrollo del

---

[22] MARSET, P.; SÁEZ, J.M. (1997:2).

comercio entre diferentes pueblos y la adopción de hábitos higiénicos y alimentarios dictados por el sedentarismo, así como la introducción de nuevos alimentos azucarados, darán lugar a la aparición, en incidencias periódicas, de nuevas enfermedades. Este nuevo perfil epidemiológico estará caracterizado por la recurrencia de epidemias, epizootias y plagas, así como por la aparición a gran escala de la violencia, con la proliferación de las guerras como forma de adquisición de nuevos territorios. El marco religioso de estas sociedades presentará la enfermedad y las epidemias como castigo divino a conductas reprobables y, consecuentemente, creará los conceptos de contagio y aislamiento aplicados a conductas colectivas (por ejemplo, en el caso de los leprosos), así como los conceptos de suciedad y pureza a la conducta individual (ayuno, abstinencia sexual, limpieza,...)[23].

Con respecto a las actividades que las comunidades organizan para proteger su salud, éstas han existido a lo largo de nuestra prehistoria e historia, así realizando una pequeña aproximación histórica, podíamos decir como Heródoto que los egipcios eran el pueblo más higiénico entre los pueblos de su época, entre sus actividades estaba la práctica del aseo personal, guardaban en depósitos de arcilla las bebidas para el consumo humano, construían canales de desagüe para las aguas residuales, etc; los hebreos crearon un código de higiene escrito (Levítico, 1500 a.C.) e introdujeron como parte de sus normas: unas de tipo individual, como el aseo personal y la desinfección de las viviendas después de una enfermedad; y otras comunitarias, como el aislamiento de los leprosos, la excreta de aguas residuales, etc. La civilización griega desarrolló la higiene, sobre todo en los aspectos personales, como la limpieza personal, el ejercicio y las dietas alimenticias, descuidando el saneamiento medioambiental; a lo largo del Imperio

---

[23] MARSET, P.; SÁEZ, J.M. (1997:2).

Romano, se siguió desarrollando la higiene personal, con la proliferación de baños públicos, y la ingeniería sanitaria, con sus acueductos para el suministro del agua de bebida y sus cloacas para las excretas[24].

En la Edad Media, se produce una reacción contra lo que significaba el anterior período, se abandonó la práctica del baño periódico, se descuidaron las obras de saneamiento existentes, se lanzaban las basuras y aguas residuales a la calle. Con las invasiones árabes, las incursiones de los cruzados, y los viajes de peregrinación entre otros, se producen una serie de movimientos de población que asociados a una mala alimentación y una higiene personal y comunitaria deficiente, fueron responsables de las grandes epidemias como las de peste bubónica, y de la penetración de ciertas "lacras" como la lepra, aunque mediante técnicas de aislamiento se logró limitar su incidencia en Europa, así mismo se instauran las cuarentenas en los puertos y los cordones sanitarios[25].

Durante el Renacimiento y los siglos posteriores, la Salud Pública (SP) apenas progresó; en el inicio de la época contemporánea, se produce un cambio con Edward Jenner y su descubrimiento de la vacuna de la viruela (1776) ya que "crea el primer método científico y efectivo para la prevención de una enfermedad"[26] y con Johann Peter Frank[27] con su tratado "Un sistema completo de policía médica" (1779-1817), donde deja expuestas las claves para la política gubernativa en defen-

---

[24] PIÉDROLA, G. 1991:11-20.

[25] "La segregación de los leprosos, las medidas de cuarentena marítima (que por primera vez se pusieron en práctica en Venecia en 1348, con una duración de 2 meses, reducida después a 40 días) y el establecimiento en tierra de cordones sanitarios, son las primeras medidas gubernativas que pueden ser consideradas como acciones de salud pública" PIÉDROLA, G.; op. cit. pag. 12.

[26] PIÉDROLA, G.; op. cit. pag. 12..

[27] PIÉDROLA, G.; op. cit. pp. 12-13.

sa de la salud de la poblaciones; pero el impulso final en ese desarrollo de la SP se produce en el s. XIX:

> la SP como filosofía social, como práctica administrativa y como política de gobierno tiene su verdadero comienzo, aunque lento y penoso, a mediados del siglo pasado[28], gracias a las ideas y tenacidad del abogado Edwin Chadwick, en Inglaterra, y del genial y polifacético Lemuel Shattuck, en Estados Unidos[29].

La aportación de Chadwick, fue impresionante al relacionar condiciones sociales y económicas con mortalidad, basándose en el estudio de la mortalidad infantil, recomendando la mejora del saneamiento del medio, la creación de un cuerpo de funcionarios, y el desarrollo de acciones para la salud de la madre y el niño. Shattuck, por su parte, con su participación en el Informe de la Comisión Sanitaria de Massachussets, y la brillantez de sus recomendaciones, como: la creación de juntas locales, la creación de un cuerpo de inspectores de policía sanitaria, la recolección y el análisis de las estadísticas vitales, el establecimiento de escuelas de Enfermería y facultades de Medicina, etc.; podemos considerar que es la mayor contribución a la SP norteamericana; como consecuencia de informes como estos, los gobiernos europeos y norteamericanos crean los primeros servicios de SP, servicios que se dedicaron a la protección de la salud, dejando la restauración de la salud como una responsabilidad individual, así cada persona acudía al médico privado, y solamente los indigentes eran objeto de atención en los hospitales de la caridad o de la beneficencia pública.

El primer concepto de SP que recogía casi de forma programática lo que debía ser la SP, pero sin incluir aún los aspectos de restauración de la salud que ante su carestía y complejidad

---

[28] Se refiere al s. XIX.

[29] PIÉDROLA, G.; op. cit. pag. 12.

se añaden en los años cuarenta, fue el de C. E. Winslow, quien en 1920 decía:

> ... la SP es la ciencia y el arte de impedir las enfermedades, prolongar la vida, fomentar la salud y la eficiencia física y mental, mediante el esfuerzo organizado de la comunidad para: 1) el saneamiento del medio: 2) el control de las enfermedades transmisibles; 3) la educación sanitaria; 4) la organización de los servicios médicos y de enfermería, y 5) y el desarrollo de los mecanismos sociales que aseguren al individuo y a la comunidad un nivel de vida adecuado para la conservación de su salud[30].

Ésta posición de la SP se va modificando durante los años cuarenta, debido a la consideración de la salud como un derecho, a la carestía de la atención de salud en cuanto a su restauración, y la creciente aceptación de conceptos tan importantes como el de justicia distributiva y el de justicia social; todo ello lleva a la inclusión de la restauración y recuperación de salud dentro de lo que se considera la SP; paralelamente existen hitos muy importantes como el desarrollo del Sistema Nacional de Salud inglés que nos llevan a una nueva definición:

> Conjunto de actividades organizadas de la colectividad, dirigidas a la defensa, fomento y restauración de la salud de la población[31].

El término y la consideración de la Salud Comunitaria, nacen de la preocupación por acercar la SP a la comunidad, y se expande como una onda desde el Canadá francófono, si bien se sigue manteniendo lo que podíamos llamar la perspectiva de gobierno, ésta nueva orientación pretende convertir a los sujetos y la comunidad en participes activos en su salud, po-

---

[30] PIÉDROLA, G.; op. cit. pag. 13
[31] PIÉDROLA, G.; op. cit. pag. 14

díamos resumir su orientación diciendo que aúna los aspectos tecnocráticos y los de participación comunitaria.

B. Cosmogonía, enfermedad y muerte

La Cosmovisión, contiene aquellos códigos mediante los cuales un grupo intenta dar sentido y controlar su universo; detrás de ésta explicación del mundo a la que se dota de una cierta sacralidad en todas las culturas, están "guardadas" las ideas o pensamientos (valores y creencias) que impulsan la acción de los individuos y del grupo, y que como si fueran el fruto de una nuez, los antropólogos intentamos con mucho esfuerzo arrancárselos a su vaina o cáscara[32].

Hablamos de individuos, que no se pueden caracterizar sino es por su presencia en un tiempo, y en un nicho ecológico, que se conforman como grupos en la medida de que comparten algo que llamamos cultura y una organización social; no se puede hablar de los grupos y su relación con el espacio que habitan como algo estático, sino que sus relaciones son dinámicas y se producen cambios, en los individuos, en la organización y en la cultura, a lo largo del tiempo (factor histórico). Las relaciones que se producen tienen unos objetivos, tienden hacia el mantenimiento y la reproducción del grupo, así: la obtención de alimentos, la defensa, la construcción de viviendas, la estructura del grupo, las relaciones entre miembros, las normas, etc.[33].

Pero volviendo a la Cosmogonía, que es esa forma de pensar, percibir y hablar del mundo, y por lo tanto de actuar en

---

[32] BERNALTE, A. (2003:)

[33] Ver en HARRIS, M.; 1998:311-658, "EL patrón universal de las culturas".

él, podría decirse que constituye lo que enunciaríamos como un sistema de ideas, que es propio de cada cultura; y decimos hablar porque entre otras desde "... el punto de vista psico-cultural del conocimiento, existe un condicionamiento del conocimiento a través del lenguaje"[34].

Entre aquellas ideas que parecen ser constantes en toda cultura, lo que algunos consideran "universales" en las culturas, podríamos encontrar seguramente: la búsqueda que se da en todas ellas, de una explicación a dos fenómenos tan comunes como la enfermedad y la muerte; entendiendo que éstas categorías varían de una a otra cultura, de tal forma que lo que puede ser enfermedad en una, no lo sea en otra y viceversa; y la elaboración, de posibles respuestas sobre todo al problema de la enfermedad, su vivencia y su abordaje, al respecto Kaja Finkler[35] afirma que "la enfermedad es un hecho existencial contra el cual todos los grupos humanos deben enfrentarse"; o tal como expresa Briones en sentido positivo, "la preocupación y búsqueda de la salud podría ser considerada como una categoría o tema universal transcultural"[36]. Una idea importante, es que en la Antropología médica se parte de la tesis de que no sólo existe una tendencia universal a curar la enfermedad sino a entenderla[37].

Afirma Kottak que en los grupos humanos, en todos, existen sistemas de cuidados, de la siguiente forma:

> ...las sociedades tienen sistemas de cuidado de la salud: creencias, costumbres, especialistas y técnicas destinadas a conseguir la salud y prevenir, diagnosticar y curar dolencias. La teoría de causación de dolencias de una sociedad es importante a la hora de realizar un tratamiento. Cuando la

---

[34] VÁZQUEZ, H. 1982:63.
[35] FINKLER, K.; 1992: 202.
[36] BRIONES, R.; 1999:248.
[37] KENNY, M. Y DE MIGUEL, J; 1980:24.

dolencia tiene una causa personal, los chamanes y otros especialistas mágico - religiosos pueden ser buenos sanadores. Se apoyan en diversas técnicas... (KOTTAK, C. P.; 1999:423).

Un ejemplo de coherencia interna entre cosmogonía y la forma de curación nos la dan los navajos, sus pinturas en la que recrean el bien y el mal, se utilizan en los rituales de curación; todo ello está relacionado con una religión que se basa en dos presupuestos, según Bohannan:

> "... la primera es la idea de armonía.... Los navajos postulan que el mundo fue creado para ser armonioso, conforme a los poderes inmanentes del universo que bañan toda la naturaleza. La armonía se mantiene en la medida en que todo el mundo se comporta de la forma adecuada, lo que hace que todo sea hermoso. Cuando la gente se desvía del camino, tiene amargas consecuencias para todo el sistema. Los navajos tienen rituales que restauran las cualidades bellas, armoniosas y recíprocas de la vía correcta."... "La segunda premisa que sostiene la religión de los navajos – y muchos otros aspectos de su vida- es la idea estricta de reciprocidad. Un favor debe ser devuelto. También las ofensas..."... "...los navajos también postulan que la desgracia proviene de tres fuentes: de ofender o no rendir servicios a las fuerzas sobrenaturales, especialmente violando tabúes asociados con esas fuerzas; por contagio, especialmente contaminación ritual de los cadáveres y fantasmas; y por la brujería de las personas que no viven conforme a los fines armónicos, y que por lo tanto perjudican a los otros, por esa razón o por odio o rencor" (BOHANNAN, P.; 1996:246-247).

C. MEDICINA OFICIAL Y OTRAS MEDICINAS

La Medicina primitiva, es un término descriptivo (no peyorativo) que refiere a la medicina de los pueblos ágrafos, históricos o prehistóricos; la Folkmedicina o Medicina popular, que podemos encontrar en muchas culturas, en el caso de la nuestra es una mezcla de Medicina primitiva, Galenismo y tecnología moderna mal asimilada[38], como consecuencia de la aculturación popular. Esta fue debida al alejamiento de la población de sus lugares de origen, hecho activado por los procesos de migración a las ciudades propios de la revolución industrial[39] lo que produjo ese distanciamiento tanto de sus sanadores como de sus fuentes de medicamentos (remedios); contribuyó también el bombardeo médico desde el s. XIX y principios del XX en su lucha por imponerse como única clase legitimada para curar y "morir" a la personas.

Como el profesor Giovellina, podíamos decir que la Medicina oficial delegada por los grupos de poder para hacer frente a la enfermedad, cura o puede abordar la cura de la enfermedad por que está tan legitimada para ello, que a diferencia de otras agencias de cuidados no necesita compartir el universo simbólico del paciente, ya que la confianza de éste en la capacidad curativa de la Medicina, proviene de esa legitimación oficial, aunque dicha confianza pueda ayudar también a la curación; las medicinas alternativas por el contrario, que si presentan una cierta complicidad con el universo simbólico del paciente, necesitan que se les reconozca su capacidad para curar, podíamos decir que deben ser reconocidas como curativas para poder curar.

Al "poder de curar" de las medicinas existentes le llamaremos eficacia terapéutica, en el caso de la medicina oficial diremos que la eficacia es "simbólica y técnica", en las otras se produce más la eficacia simbólica.

En la actualidad, hay agencias que ya no "curan" como las grandes instituciones religiosas de nuestro ámbito cultural, a

---

[38] ACKERKNECHT, E. (1985: 7- 8).

[39] Procesos de abandono del campo y urbanización de la población.

saber: la Iglesia católica, y otras, las técnicas de curación se han abandonado, quizás solo restan algunos rituales curativos como el exorcismo. El lugar que han dejado estas, lo están ocupando en la actualidad, una serie de agencias que se están haciendo visibles en los intersticios que dejan las anteriores, entre ellos: las iglesias evangélicas,...

Hoy se reproduce un desencuentro entre profesional (sea el médico o el enfermero) y el cliente, ninguno de los dos está plenamente satisfecho de las interacciones entre ambos, y algunas de las explicaciones las podemos encontrar en el libro de Giobellina, "la metáfora rota", en el cual se plantea las diferencias entre la medicina hegemónica y la/s alternativa/s, en la ideología y la efectividad terapéutica.

El rechazo que la medicina oficial realiza de aquellos clientes que no se atienen a sus reglas de juego, hoy en día, es correlativo al que muchos clientes tienen a la medicina oficial, cuando perciben y sufren en sus carnes, la falta de respeto y atención a su caso.

La aceptación del discurso del enfermo por parte del médico, en general, se produce con cierta reserva, y de hecho hemos observado que la palabra de los clientes no logra "pasar la frontera que la separa de la palabra institucional del médico" (Giobellina, F.; 1997:36), pero aun cuando logre franquearla es deconstruida y reconstruida, de tal forma que pierde su capacidad descriptiva y de vivencia se convierte en algo ingenuo o inerte, según el autor antes mencionado.

En Inglés la enfermedad posee una triple terminología, a saber: *disease, illnes y sickness*; disease refleja la enfermedad tal como se aprehende por el saber médico, en cambio el illness representa la enfermedad vivida por el enfermo, y por último el sickness, que refleja la consideración social de la enfermedad, etc.

Sin querer entrar en la discusión diacrónica de los términos, manifestar que ya en 1972 Fabrega empleaba el término illnes para vivencias no occidentales entre otras, que en 1977 Eisenberg ya lo reservaba para aplicar a la experiencia vivida por el enfermo,…; en realidad la aplicación terminológica plantea una serie de dicotomías existentes como expone Françoise Laplantine:

> … la distinción entre la *enfermedad - sujeto* (Eisenberg) o la *enfermedad - sociedad* (Fabrega) y la *enfermedad - objeto* (*disease)* encubre de hecho una serie de oposiciones clásicas de carácter no crítico: lo popular y lo docto (la medicina popular y la medicina docta), lo experimental (por un lado) y lo empírico y simbólico (por el otro), lo objetivo y lo subjetivo, lo natural y lo cultural (1986:19).

Hay que mencionar a Jean Benoist quien podíamos decir que resume la illnes como la experiencia vital del individuo que sufre una afección, la disease o visión científica y objetiva y la sickness sería el proceso de socialización de la illnes y la disease".

Queremos recordar la aportación de Young, que es decisiva a la hora de abordar el estudio de la enfermedad desde todos los puntos de observación:

> La enfermedad (Sickness) no es un término vacío de contenido para referirse a la patología (Disease) y/o su percepción (Illness), se puede redefinir como el proceso a través del cual se da significado social a signos de desórdenes conductuales y biológicos, especialmente a los de origen patológico convirtiéndolo en síntomas y hechos socialmente significativos[40].

Para los especialistas, en general, sólo existe el nivel disease, no existe ni illnes, ni tan siquiera el sickness, es decir la enfermedad solo se puede entender tal como es reconocida por la terapéutica médica lo que denominamos disease; de esta forma se excluye la forma en que el paciente percibe y vive su mal

---

[40] Young, A., 1982:270 citado en Uribe, X.; 1996:17.

(illnes), mediante el sistema de traducción y exclusión se aleja la palabra del cliente como contaminante; tal como comenta Laplantine, F. (1986:20):

> En este encuentro entre la enfermedad en tanto se experimenta subjetivamente (illnes) y la forma en que es científicamente observada (disease) la práctica médica consiste en subordinar íntegramente la primera a la segunda.

D. MEDICINA PRIMITIVA

Siguiendo a Ackernett, el fundador de la Antropología médica, podríamos dudar de "si es posible hablar de "medicina primitiva" en general", es cierto que todas los grupos o culturas humanas, primitivas o civilizadas, padecen enfermedades. Así podíamos decir que la enfermedad es más vieja que el hombre, y que ciertamente es uno de los problemas vitales y básicos con los que se enfrenta cada sociedad.

Como ya hemos comentado toda sociedad humana conocida desarrolló métodos para tratar la enfermedad, y entonces creó una medicina. Pero la actitud hacia la enfermedad, la explicación de que es y a que se debe, y los métodos de luchar contra ella varían enormemente entre las distintas tribus primitivas.

Es un fallo colosal intentar estudiarlas como una medicina moderna embrionaria (vorstufe), hay que estudiarlas en si mismas, analizando tres aspectos, a saber su:

- carácter mágico,
- aspecto social,
- aspecto psicológico o psicopatológico.

- Carácter mágico

Para centrar el término, nada mejor que unas palabras del propio Ackernett que nos introducen en el tema:

> … he insistido hasta la saciedad en el carácter mágico de la medicina primitiva… los historiadores de la medicina han pasado por alto este aspecto, porque no se adaptaba a su concepto de la medicina … para ellos, la medicina es algo objetivo … los médicos cortan, dan píldoras, etcétera, y a los historiadores que buscan lo mismo en los primitivos no les convence;…yo he subrayado, el carácter mágico incluso en estas prácticas (ACKERNETT, E.; 1985:16-17).

Creemos que hay también un componente mágico en la medicina moderna, entendiendo por esta la occidental biologicista, pero existe diferencia entre una medicina que es básicamente mágica y posee algunos elementos racionales, y otra medicina que es fundamentalmente científica y contiene algunos elementos mágicos; no es posible realizar análisis con la misma estructura.

- Aspecto social

En los orígenes de los grupos es difícil desenredar la madeja de lo religioso, lo mágico, el curar,… o el hacer llover; tanto es así que la medicina primitiva aparece muy claramente como una función de la cultura, más aun que como una función de la biología.

Concepto social de enfermedad

Existe un concepto social de enfermedad, la existencia de la enfermedad no se decide por la presencia de un cambio biológico, ciertamente este parece que siempre existe, pero sólo cuando la sociedad decide que este cambio biológico es enfermedad, entonces aparece la enfermedad; por ejemplo el autor antes mencionado en su trabajo sobre el paludismo… en el alto Mississipi, se encontró con la expresión de la gente que decía… " ¡oh!, este hombre no está enfermo, solo tiene paludismo".

La medicina y el control social

La medicina y el concepto de enfermedad desempeñan un importante rol social, al preservar a la sociedad en la medida que ciertas enfermedades son evidentemente sanciones sociales. Cuando el primitivo cae enfermo, inmediatamente se preguntan en qué ha violado las reglas sociales de su grupo, puesto que han aprendido que la enfermedad es el castigo que inflinge lo sobrenatural por ello, evidentemente esto ayuda a mantener el orden social.

■ Aspecto psicológico o psico-patológico

Comentaba Ackernett que no todo lo que parece psicopatológico en la cultura primitiva a un extraño, lo es, así "… yo apliqué este principio al hombre - medicina, que ha sido malinterpretado en la literatura histórico - médica tradicional" asignándole un papel de estafador o de psicópata.

Entre los aspectos que podíamos denominar generales o más comunes en las medicinas primitivas, podemos hablar en la etiología que en estas medicinas la enfermedad y muerte no son explicadas por causas "naturales", sino por la acción de fuerzas sobrenaturales.

Así los mecanismos causantes de la enfermedad, son:

1. La intrusión de un cuerpo o espíritu extraño.
2. La pérdida de una de las almas que puede ser raptada o devorada.

Sobre el agente causal, puede ser:

1. Un agente sobrenatural, un dios, un espíritu, o un antepasado,… que se siente ofendido.
2. Un ser humano que se venga a través de su hechicero o actuando él mismo como hechicero.

El diagnóstico, de lo sobrenatural y por medios obviamente sobrenaturales, así se utilizan: distintos tipos de adivinación como arrojar huesos, contemplación de cristales; trances,…

La terapéutica habitual:

1. Tratamientos empíricos con hierbas, masajes, baños,…
2. Ritos puramente religiosos (encantos mágicos u oraciones).
3. Mixtos, que son una mezcla de los dos anteriores.

Ahondando un poco más en la terapéutica, decir que: se ha empleado la cirugía, para realizar trepanaciones ya en la prehistoria; en cuanto a la farmacopea que estaba muy desarrollada excepto en el ártico y la melanesia, son de un valor medicinal indudable la cantidad de hierbas, cortezas y raíces usadas por los nativos.

E. DUDAS SOBRE EL TEXTO

F. BIBLIOGRAFÍA

ACKERKNECHT, E. (1985). "Medicina y Antropología social". Madrid. Ed. Akal.

BERNALTE, A. (2003). "Etnografía de un centro de salud". Pro Quest (Tesis doctoral).

BOHANNAN, P. (1996). "Para raros nosotros". Madrid. Ed. Akal.

BRIONES, R. "Creencias y salud: curanderos y prácticas sanatorias"., en BECERRA, S. (Coord.) "Religión y cultura" Vol. Nº 1. Sevilla. Consejería de Cultura - Fundación Machado.

FINKLER, K. (1992). "El cuidado de la Salud: un problema de relaciones de poder" en CAMPOS, R. (Comp.) "La Antropología médica en México". México. Universidad Autónoma Metropolitana. (Tomo 2).

GIOBELLINA, F. (1997). "La metáfora rota". Cádiz. Servicio de publicaciones de la Universidad de Cádiz.

HARRIS, M. (1998). "Introducción a la Antropología General".Madrid. Alianza Editorial.

KENNY,M. (1980). "Valores sociales y salud" en KENNY, M. Y DE MIGUEL, J.M. (comps.) "Atención Médica en España" Barcelona, Ed. Anagrama, 1980."pp. 69-81.

KOTTAK, C. P. (1999). "Antropología. Una exploración de la diversidad humana". Madrid. Ed. Mac Graw Hill.

LAPLANTINE, F. (1986). "Antropología de la enfermedad". Buenos Aires. Ediciones del Sol (Pag. 13-23).

MARSET, P.; SÁEZ, J. M. « La evolución histórica de la Salud Pública", en MARTÍNEZ, F. Y COLS. (1997). "Salud Pública". Mac. Graw – Hill (1-24).

PARSONS, T. (1999). "El sistema social". Madrid. Alianza Editorial.

VAZQUEZ, H. (1982) "El estructuralismo, el pensamiento salvaje y la muerte". México.Fondo de Cultura Económica.

F. PREGUNTAS DE AUTOCOMPROBACIÓN

1ª Relaciona la visión del mundo, con los sistemas de abordar la enfermedad.
2ª Cuantos tipos de medicinas conoces, descríbelas.

3ª Que significa que una medicina o que un especialista está "legitimado".

4ª Explica un ejemplo de medicina legitimada, y explica el porqué de su legitimación.

5ª Los procesos de enfermedad y muerte, que consecuencias tienen, socialmente, en los grupos.

G. CONTESTAR PREGUNTAS DE AUTOCOMPROBACIÓN

1ª Relaciona la visión del mundo, con los sistemas de abordar la enfermedad.

2ª Cuántos tipos de medicinas conoces, descríbelas.

3ª Qué significa que una medicina o que un especialista está "legitimado".

____

____

____

____

____

____

____

____

4ª Explica un ejemplo de medicina legitimada, y explica el porqué de su legitimación.

____

____

____

____

____

____

____

____

5ª Los procesos de enfermedad y muerte, que consecuencias tienen, socialmente, en los grupos.

____

____

____

____

48

H. Observaciones a las preguntas de autocomprobación

Tema III
Sistema Español de Salud

Índice

En este tema describiremos el Subsistema social de Salud, del que se ha dotado España, para abordar el problema de la salud y la enfermedad, orientado en parte por la Constitución española, y cuyas líneas maestras están diseñadas legislativamente en la Ley General de Sanidad.

No debemos entender el Subsistema social de salud, como el sistema público de atención sanitaria, sino como todos aquellos elementos que se configuran alrededor del abordaje de la enfermedad, la salud y la muerte: desde la financiación a la preparación de los profesionales, desde la construcción de centros de salud, hasta la investigación.

Los objetivos de este tema son conseguir que los alumnos al acabar el mismo sean capaces de: describir nuestro sub

> sistema por el conjunto de elementos que lo constituyen, de forma concisa; conocer las bases legislativas en las que se apoya el mencionado subsistema; reconocer en el subsistema, la estructura público-sanitaria, y su conformación por conglomerados de comunidades autónomas.

A. LOS SISTEMAS SANITARIOS

Existen en la práctica multitud de definiciones de sistema aplicadas al campo de la salud, así:

> el conjunto de elementos interrelacionados que contribuyen a la salud en los hogares, los lugares de trabajo, los lugares públicos y las comunidades, así como en el medio ambiente físico, psico-social, en el sector salud y otros sectores afines (OMS)[41].

> el conjunto de relaciones entre instituciones, grupos sociales e individuos orientadas hacia el mantenimiento y mejora del nivel sanitario de una población determinada (De Miguel)[42].

> Para nosotros, el subsistema sanitario es "el conjunto de agencias de cuidados, legitimadas o no oficialmente, de las que se dota una comunidad para hacer frente a la enfermedad y a la muerte, sus instituciones y sus formas de financiarse, así como los especialistas que actúan en las mismas, y las instituciones donde se preparan, también forman parte las industrias dedicadas a la preparación de "remedios" o medicamentos, aparatos de electromedicina, utillaje, etc.; y las dedicadas a la información especializada" (Bernalte, A.)[43].

---

[41] GARCÍA, L. Y COLS.; 2002:179.

[42] GARCÍA, L. Y COLS.; 2002:179.

[43] Desde nuestra perspectiva, el subsistema de salud definido de una forma descriptiva comprendería todos aquellos elementos (algunos comunes

Hemos de mencionar que clásicamente existen modelos que sirven de "maquetas" con las que comparar los sistemas existentes [44], [45], estas categorizaciones proveen diferentes perspectivas, así hay autores que desde la perspectiva de la teoría de sistemas han realizado modelos explicativos del subsistema de salud, a ésta que podíamos llamar maqueta o representación gráfica o matemática del mismo, siguiendo el planteamiento de la teoría de sistemas, pertenecen los de: Federici, Dumenil y Fagnani, etc.; otros autores como Menéndez que desde la Antropología médica han descrito una serie de "modelos"[46] históricos, intentan explicar la evolución de estos sistemas en los países denominados desarrollados, en los que se ha ido imponiendo como respuesta, un subsistema médico-céntrico a lo largo de los últimos siglos, gracias al acuerdo del sistema

---

a otros subsistemas) implicados en los siguientes procesos dentro de lo que se diría la Medicina oficial: gestión y administración de los servicios públicos de salud; gestión económica de los servicios públicos de salud; prestación de servicios de promoción de la salud, prevención de la enfermedad, restauración de la salud, de titularidad pública; prestación de servicios de salud, de titularidad privada; protección de la salud ambiental; fármaco vigilancia; docencia y formación de los profesionales de la salud oficialmente admitidos como tales; docencia y formación de otros profesionales; y el asociacionismo, en cuanto a:
- autoayuda, lo que sería el campo de actuación de grupos de enfermos o de familiares, o
- profesional, como los colegios profesionales a los que se adscriben de forma normativa los profesionales de la salud.
También podríamos incluir dentro de estos elementos, dada la difusión que tienen en nuestra sociedad: la prestación de servicios privados de salud, de Medicinas denominadas "alternativas"; las actividades curativas de algunas iglesias, como las pentecostales; y las prestaciones curativas o restauradoras, de los curanderos.

[44] GARCÍA, L. Y COLS.; 2002:180-183.

[45] GOMEZ, L. I.; Y COLS. 2002: 1105.

[46] Estamos hablando de modelos, que pueden ser de aplicación o no.

económico y político, con el estamento médico, y al monopolio que se le concedió a éste último; gracias a ésta connivencia, existe lo que determinados autores denominan el Modelo Médico Hegemónico (MMH), que enmascara tres tipos de submodelos que coexisten.

> ... el proceso capitalista lleva a la emergencia de varios modelos de atención médica. En dicho proceso el modelo médico hegemónico (de ahora en adelante MMH) intenta la exclusión ideológica y jurídica de los otros modelos alternativos, lo cual en la práctica social se resuelve por la apropiación y transformación de los mismos, que cada vez en mayor medida constituyen derivados conflictivos y / o complementarios del MMH[47].

El Modelo Médico Hegemónico (Menéndez, E. 1992:102), supone el reconocimiento de tres submodelos:

- El modelo médico individual privado.
- El modelo médico corporativo público.
- El modelo corporativo privado.

Los tres presentan los siguientes rasgos estructurales: biologicismo, concepción teórica evolucionista-positivista, ahistoricidad, asocialidad, individualismo, eficacia pragmática, la salud como una mercancía (en términos directos o indirectos), relación asimétrica en el vínculo médico-paciente, participación subordinada y pasiva de los "consumidores" en las acciones de salud, producción de acciones que tienden a excluir al consumidor del saber médico, ilegitimación jurídica y académica de las otras practicas "curadoras", profesionalización formalizada, identificación ideológica con la racionalidad científica como criterio manifiesto de exclusión de otros modelos, tendencia a la expansión sobre nuevas áreas problemáticas a las que "medicaliza", normatización de la salud/enfermedad

---

[47] Menéndez, E.; 1992:98.

en sentido medicalizador, tendencia al control social e ideológico, tendencia inductora al consumismo médico, tendencia al dominio de la cuantificación sobre la calidad, tendencia a la escisión entre teoría y práctica, correlativa a la tendencia a escindir la práctica de la investigación.

Los submodelos corporativos se caracterizarían, además, por la estructuración jerarquizada de relaciones internas y externas en la organización de la atención médica; por el burocratismo, por la consecuente disminución de responsabilidades, y por la dominación de los criterios de productividad. El modelo corporativo público presenta a su vez algunos caracteres particulares: la tendencia al enfoque de prevención, la tendencia a actuar sobre el "medio" y no sobre los individuos, aunque "naturalizando" a dicho "medio", así como la tendencia a constituir subprofesionales controlados, y a dirigir las legitimaciones políticas e ideológicas del sector salud.

Y el Modelo Médico Alternativo (Menéndez, E. 1992:102-103), para este autor, en este modelo se integran las prácticas reconocidas generalmente como "tradicionales".

Pero esta calificación no solo connota una suerte de "pasado" cargado de valores, sino que clausura toda la serie de prácticas alternativas que se van constituyendo como dominantes, pero que no solo no proceden del "pasado", sino que en gran medida son derivaciones o emergentes del MMH, y sintetizan y transforman inclusive a las llamadas prácticas tradicionales.

Además aquí se incluyen prácticas médicas de alto nivel de complejidad y organización desarrolladas hasta ahora al margen del sistema médico "occidental", como la Medicina ayurvédica o la acupuntura y herbolaria chinas; Leslie ha demostrado que esos sistemas se organizaron profesional y hasta académicamente mucho antes que el sistema occidental, y que cumplieron también funciones de cura y control.

Ahora bien, la razón de agrupar en este modelo tanto a estos saberes como a la Medicina curanderil urbana, o a fenómenos como la dianética o las prácticas espiritistas, radica en que varias de ellas son derivados del MMH, y las otras prácticas o saberes reciben cada vez más influencia de dicho modelo hegemónico. Teóricamente puede llegar a ocurrirles el mismo proceso de apropiación que se produjo con la quiropráctica o con la homeopatía.

B. Nuestros sistemas sanitarios y su comparación con los de su entorno próximo

Los sistemas sanitarios también pueden analizarse en base a las relaciones que se producen entre los financiadores de los servicios, los proveedores de los mismos y los usuarios. El sistema sanitario español sigue un modelo de Sistema Nacional de Salud (SNS) organizado en servicios autonómicos, provenientes del traspaso de competencias en materia de sanidad auspiciado por la Constitución española, la Ley General de Sanidad y los diversos Estatutos de Autonomía.

Realmente no se puede conceptuar como un SNS puro, dado que este tipo tiene una financiación pública solamente, y en el caso español si bien la principal fuente son los impuestos, desglosados en aportaciones de los trabajadores, aportaciones de los empresarios, y de las administraciones públicas; tiene además aportaciones de copago, por ejemplo, en los medicamentos y en algunas prótesis.

El desarrollo histórico del sistema nacional de salud comienza con la creación en el año 1908 del Instituto Nacional de Previsión, fruto de su desarrollo y de los avatares bélicos y políticos se produce su evolución, en plena posguerra en el año 1942 se estableció el Seguro Obligatorio de Enfermedad, que se puso en marcha dos años más tarde, y que en el año 1963 se configuró como el sistema sanitario de la seguridad social, para posteriormente crearse el Instituto Nacional de la Salud (INSALUD).

Fue la Ley General de Sanidad de 1986 la que articuló nuestro Sistema Nacional de Salud, en palabras de GÓMEZ, L. I. y COLS.:

> La Ley General de Sanidad de 1986 integra el sistema asistencial de la Seguridad Social y los dispositivos de salud pública y crea el sistema nacional de salud. Según esta ley, el sistema se caracteriza entre otros principios por:
> 1. Promoción de la salud y la prevención de la enfermedad.
> 2. Equidad, eficiencia, efectividad, celeridad y flexibilidad.
> 3. Extensión de la asistencia sanitaria pública a toda la población.
> Reconocer los derechos de los ciudadanos con respecto a la administración sanitaria.
> 4. Considerar actividades sanitarias la promoción de la salud, la mejora del medioambiente, la información sanitaria y el fomento de la investigación.
> 5. Ser financiado por impuestos generales. El Estado es el agente que integra las funciones de financiar y proveer los cuidados. (en PIEDROLA, G. y COLS; 2002:1113)

Aproximándonos a nuestro entorno natural Europa, podríamos observar, que los modelos de sistema sanitario, se pueden clasificar por su forma de financiación, en lo que es una eterna discusión del: cuanto, como y quien. Así en Europa podemos advertir cuatro modelos tal como establecen GESTAL y cols. (2002:1174):

> UNO. El modelo francés de reembolso público. En él la financiación es pública y los servicios los prestan instituciones públicas, muchas de ellas autónomas, o proveedores privados. El paciente tiene libertad de elección, paga los servicios y los entes públicos que financian le reintegran el importe. Como aspectos positivos de este sistema destacan sus altos niveles de calidad y satisfacción de los usuarios, y como negativo su alto coste.

DOS. Modelo alemán o de contrato-presupuesto global. La financiación es pública y los servicios pueden ser prestados por instituciones públicas autónomas y por el sector privado, pudiendo los ciudadanos elegir al prestador de servicios. Los entes financieros mantienen relación con los proveedores mediante contratos públicos y presupuestos globales, lo que les permite orientar la actividad de los productores hacia la satisfacción de las verdaderas necesidades, evitando la inflacción de servicios que se observa en el modelo francés.

TRES. Modelo holandés. Es un sistema mixto de aseguramiento público y privado que presenta problemas similares al sistema sanitario norteamericano.

CUATRO. Modelo público integrado. Es el de España, Inglaterra, Suecia y de los países de Europa central y del este. Se caracteriza por la integración de las funciones de financiación, compra y provisión. La financiación es pública y los servicios los presta hegemónicamente el sector público, en España incluso la Atención Primaria cosa que no ocurre en Inglaterra o Suecia. La capacidad de elección es muy escasa y los niveles de satisfacción bajos.

c. Situación de los sistemas de salud. Informe OMS 2004

Como ya sabemos la OMS define al Sistema Sanitario, como "el conjunto de elementos interrelacionados que contribuyen a la salud en los hogares, los lugares de trabajo, los lugares públicos y las comunidades, así como del medioambiente físico y psicosocial, y en el sector salud y en otros sectores afines".

Las características que según la OMS debe poseer un sistema sanitario perfecto, son:

1. Cobertura de toda la población, lo que denominaríamos universalidad de los servicios.

2. Atención integral, que conlleva actividades de promoción y prevención, tratamiento y rehabilitación.
3. Más recursos a quien más lo necesita, es decir equidad.
4. Las mejores prestaciones al mínimo coste posible, o lo que es igual la eficiencia.
5. Funcionalidad, para tener capacidad de respuesta ante situaciones o necesidades que surjan en un momento dado.
6. Participación de la población, en la planificación y la gestión.

Pese a las reformas sanitarias de las últimas décadas, no se ha progresado lo suficiente en el desarrollo de sistemas de salud que promuevan mejoras sanitarias colectivas. Sin embargo, están surgiendo nuevas oportunidades. La salud sigue figurando en lugar destacado en la agenda de desarrollo internacional, y se empieza a disponer de nuevos fondos para las actividades sanitarias en los países pobres. La extensión de los contextos favorables a la salud y de una atención de calidad a todo el mundo constituye el principal imperativo de los sistemas de salud.

Los sistemas ni funcionan de forma eficaz y eficiente ni atienden a la totalidad de la población. En la mayoría de los casos, están mal dirigidos e insuficientemente financiados, y a veces apenas están operativos. El gasto sanitario actual de numerosos países pobres está muy por debajo del necesario para proporcionar los servicios mínimos esenciales que requieren sus poblaciones. En los próximos años, el déficit de financiación deberá ser cubierto fundamentalmente por donantes externos. A los gobiernos nacionales y sus economías les resulta imposible aumentar significativamente los fondos que ya aportan, mientras que los donantes aún no han cumplido sus compromisos colectivos del pasado.

La capacidad de los proveedores de salud para prestar servicios viene determinada por los recursos que tienen a su alcance. Éstos se pueden dividir en recursos tangibles formados por: edificios, equipo, personal y suministros; e intangibles que los forman los sistemas de gestión que controlan su distribución. Los segundos, que a menudo presentan graves carencias en los países con alta morbilidad, exigirán importantes inversiones.

Cabe afirmar que la falta de recursos humanos limita muy seriamente, y es un hecho ampliamente reconocido que en estos momentos existe una crisis de personal sanitario que afecta a todo el mundo en desarrollo. Esta crisis se caracteriza por la escasez y mala distribución de los agentes de salud cualificados, problema imputable a los altos niveles de deserción (que se deben a su vez, entre otras cosas, a cambios voluntarios de ocupación y a la emigración desde los países pobres a otros países más ricos), el déficit en formación de agentes de salud cualificados (en parte atribuible a una escasez de candidatos con el nivel de estudios general requerido para iniciar una formación previa al empleo) y cierta tendencia a concentrar los esfuerzos de capacitación en funcionarios de nivel superior con proyección internacional.

Los especialistas en recursos humanos coinciden hoy en que esta crisis se aliviará si se adoptan soluciones sistémicas como las siguientes: una mejora sustancial del conjunto básico de remuneraciones y prestaciones; una expansión de las iniciativas de formación previa al empleo; la descentralización de algunos aspectos de la gestión del personal; la implantación de un programa de capacitación de administradores centrado en la supervisión de apoyo; y una protección adecuada del personal contra el riesgo de exposición ocupacional a la infección por el VIH en los pases más pobres.

Los esfuerzos de sensibilización sobre la necesidad de incrementar la inversión internacional en salud, promovidos por la OMS y sus asociados, comienzan a dar fruto. Los países deben sacar de los nuevos fondos que están empezando a tener a su alcance el mayor provecho posible para la salud pública. Aunque eminentemente destinados a la lucha contra el VIH/SIDA, esos recursos pueden contribuir al mismo tiempo al fortalecimiento de algunos de los sistemas de salud más frágiles del mundo.

Más allá de 2005, está el reto de ampliar el tratamiento a muchos millones de personas más y de mantenerlo durante el resto de su vida, instaurando y sosteniendo al mismo tiempo las infraestructuras de salud necesarias para esa ingente tarea. Nadie puede garantizar el éxito de esta acción. Pero la pasividad, lejos de ser perdonada, será juzgada por quienes hoy sufren y mueren sin necesidad y por los historiadores de mañana, que tendrán derecho a preguntar por qué, cuando estaba en nuestras manos cambiar el rumbo de la historia, dejamos escapar esa oportunidad.

D. Antecedentes de ordenación legislativa de la sanidad española

La mayoría de autores consideran necesario al abordar la explicación del subsistema[48] sanitario español realizar una cierta revisión del marco normativo: unos desde el proyecto de Código Sanitario de 1822 - que nunca fue aprobado debido a las discusiones sobre su adecuación científica y técnica - y que se puede considerar el primer intento de intervención en los problemas de salud por parte del Estado en España, otros, lo hacen desde la Ley Orgánica de Sanidad de 28 de Noviembre de 1855 impulsada por Bravo Murillo, que establece dependiente

---

[48] Seguimos hablando de subsistema, dada la consideración que hemos hecho de la sociedad como sistema.

del Ministerio de la Gobernación, un marco organizativo entre otras cosas, su contenido se orienta hacia los aspectos preventivos de las enfermedades más prevalentes y de mayor incidencia (fiebre amarilla, lepra), deja la asistencia sanitaria en manos de los individuo que deben hacer frente a sus costes y crea la beneficencia para la atención individualizada a los pobres por medio de facultativos titulares, dependiendo de las diputaciones provinciales, hasta la Ley General de Sanidad, de 1986[49].

No es nuestra pretensión hacer un análisis exhaustivo, pero no queremos dejar de mencionar una serie de hitos legislativos:

- uno, la Ley de Accidentes de Trabajo del año 1900, impulsada por Dato, en la cual se reconoce la responsabilidad de la patronal;
- dos, la Instrucción General de Sanidad, modifica la organización de la sanidad;
- tres, la creación en el año 1908, del Instituto Nacional de Previsión;
- cuatro, en 1925 el Reglamento de Sanidad Municipal y Provincial, que establece las competencias de provincias y municipios;
- cinco, la creación en 1942 del Seguro Obligatorio de Enfermedad, que entró en vigor en 1944;
- y seis, la Ley de bases de Sanidad Nacional de 1944, que establece todos los niveles implicados en el sistema sanitario: Estado, corporaciones públicas, organismos para - estatales y del Movimiento, de poco desarrollo, en parte, por la gran expansión del sistema de Seguridad Social.

Aquí acaba lo que profesor Marset y sus colaboradores, denominan como etapa franquista o del modelo sanitario autoritario, que se desarrollaría desde la caída de la II República donde...

---

[49] BOE de 29 de Abril de 1986.

La Guerra civil significó la derrota de los principales protagonistas que desarrollaron los avances sanitarios de la II República y la interrupción y abandono de los logros conquistados en la etapa anterior. Como en el resto de las ciencias, en Sanidad se dio un paso atrás que supuso el retroceso a las ideas científicas de primeros de siglo...[50].

E. El subsistema actual y sus bases legislativas

Las bases en las que se apoya el entramado asistencial en nuestro país, las conforman:

- La Constitución Española de 1978.
- La Ley General de Sanidad de 1986.
- Los diferentes estatutos de autonomía.

La Constitución Española de 1978[51], y su reconocimiento del derecho a la protección de la salud[52]; la Ley General de Sanidad o Ley 14/1986, de 25 de Abril; y los estatutos de autonomía de las diecisiete comunidades autónomas españolas, conforman el marco legislativo del Sistema sanitario español, y por lo tanto lo definen.

La Ley General de Sanidad (LGS), que nace en este período democrático, es resultado curiosamente,como destacan Marset y cols, de dinámicas contradictorias:

> ... Éstas se podrían esquematizar en las siguientes [cuestiones]:
> - en primer lugar, a las contradicciones debidas a la crisis económica, crisis del estado del Bienestar, y la salida neoliberal de la misma, gracias a los recortes de los gastos sociales y, por tanto, de los sanitarios;

---

[50] MARSET, P.; RODRÍGUEZ, E. Y SAÉZ, J. M.; 1997: 25-47.
[51] BOE de 29 de Diciembre de 1978.
[52] En el artículo 43º .

- en segundo lugar, las motivadas por la insuficiencia de desarrollo democrático y la escasa participación de la población, con la consecuencia de opciones tecnocráticas y autoritarias en la construcción del marco social de relaciones y, por ello, del modelo sanitario;

- en tercer lugar, las científicas derivadas de la subordinación intelectual, que adopta la ciencia médica en general y la sanitaria en particular, a la hegemonía norteamericana, con la consiguiente importación de modelos teóricos no aplicables a una relación socio-sanitaria diferente; y,

- por último, las contradicciones más importantes son las causadas por la persistencia de la peculiar configuración de la salud pública durante el franquismo[53].

También establece la LGS "La regulación general de todas las acciones que permitan hacer efectivo el derecho a la protección de la salud..."[54].

De todos los aspectos de interés que clarifica esta LGS sobre el Sistema Público - que son muchos - vamos a fijar las características esenciales, y su organización territorial. Con respecto a sus características más destacables, serían:

- llegar a la cobertura universal,
- realizar una atención integral,
- integrar o coordinar todos los recursos sanitarios públicos, en un dispositivo unificado; y
- su financiación mixta: cotizaciones, tasas y la contribución de los presupuestos de las administraciones públicas.

Hay que tener en cuenta que este sistema público[55] está conformado por servicios autonómicos de salud, que tienen

---

[53] MARSET, P.... op. cit.; 1997: 44-45.

[54] En su artículo 1º.

[55] Se define en la LGS como... "el conjunto de los servicios de salud de la administración del Estado y de los servicios de las comunidades autónomas".

la obligación de brindar los servicios y / o contratarlos con un proveedor de servicios de salud, lo cual establecería el segundo nivel del Sistema; el tercer nivel de organización territorial, lo conforman las denominadas áreas de salud, que son estructuras o demarcaciones territoriales, de prestación de servicios en los dos niveles de atención: primario y especializado; para evitar desigualdades entre comunidades, se crea el Consejo Interterritorial. La ley también regula las actividades sanitarias privadas, el control de los medicamentos, aspectos de la docencia e investigación en la estructura asistencial.

F. Principales características de la Ley General de Sanidad (LGS)

Para nosotros algunas de las principales características que definen esta Ley General de Sanidad, son las que mencionamos a continuación:

a. La Ley instaura el subsistema social de atención a la salud y a la enfermedad como un modelo denominado Sistema Nacional de Salud.
b. Existe un evidente respeto en sus indicaciones de los criterios de la Salud Comunitaria.
c. Introduce, sin duda, elementos para la mejora en la eficacia y eficiencia del subsistema, mediante la planificación, el seguimiento y la evaluación a todos los niveles.
d. Atiende las recomendaciones emanadas de la declaración de la Conferencia de Alma Ata, sobre potenciar la Atención Primaria de Salud.
e. Define el ámbito de la prestación de servicios como el autonómico, respondiendo a las indicaciones de la Constitución.

f. Aúna los esfuerzos públicos, reuniendo las diferentes redes públicas existentes.

g. Establece una descentralización de la gestión, creando unas delimitaciones territoriales denominadas áreas (generalmente de carácter provincial).

h. Define y potencia la participación de la comunidad, mediante los Consejos de salud a diferentes niveles.

i. La financiación se realiza mediante los recursos de las administraciones públicas, cotizaciones y tasas.

G. DUDAS SOBRE EL TEXTO

H. BIBLIOGRAFÍA

CONSEJERÍA DE SALUD Y SERVICIOS SOCIALES (1989). "Compendio de Legislación Sanitaria Andaluza". Consejería de Salud y Servicios Sociales de la Junta de Andalucía, Sevilla.

DE MANUEL, E; OLEAGA, J. J. "Los sistemas sanitarios" en MARTÍN, A.; CANO, J. F: (1995). "Atención Primaria". Madrid. Ediciones Doyma S. A. (pp. 14-33).

GARCÍA, L. Y COLS. "Sistemas de salud en el mundo", en GIRBAU, M. R. (2002) "Enfermería Comunitaria I". Barcelona. Ed. Masson. (pp. 179-183).

GÓMEZ, L. I. Y COLS., "Los sistemas de salud. Modelos principales" PIEDROLA, G. Y COLS. (2002). "Medicina Preventiva y Salud Pública". Barcelona. Ed. Masson. (pp. 1113-1115.

GÓMEZ, L. I. Y COLS., "Los sistemas de salud. Modelos principales" PIEDROLA, G. Y COLS. (2002). "Medicina Preventiva y Salud Pública". Barcelona. Ed. Masson. (pp. 1317-1324).

MARSET, P.; RODRÍGUEZ, E.; SÁEZ, J.M; "La Salud Pública en España", en MARTÍNEZ, F. Y COLS. (1997). "Salud Pública". Madrid. Mac. Graw - Hill (pp. 25-47).

MARTÍN, A.; CANO, J. F. Y COLS. (1995). "Atención Primaria". Madrid. Ediciones Doyma S. A.

MARTÍNEZ, F. Y COLS. (1997). "Salud Pública". Madrid. Mac. Graw - Hill.

MENÉNDEZ, E. (1992). "Modelo hegemónico, modelo alternativo subordinado, modelo de autoatención. Caracteres estructurales". En CAMPOS, R. (comp.) "La Antropología médica en México". México. Universidad Autónoma Metropolitana.

PIEDROLA, G. Y COLS. (2002). "Medicina Preventiva y Salud Pública". Barcelona. Ed. Masson (1105-1126).

OMS (2004). "La OMS Informe sobre la salud en el mundo 2004, cambiemos el rumbo de la historia". Ginebra. OMS.

I. Preguntas de autocomprobación

1ª El subsistema sanitario o Sistema Nacional de Salud en España, elementos constitutivos.

2ª Explica cuales son las bases normativas de la legislación actual en materia de sanidad en España.

3ª Explica las características esenciales del modelo español y su organización territorial.

4ª Revisa críticamente la definición de subsistema sanitario realizada por el Dr. Alvaro Bernalte.

5ª Cuales son las maquetas que aporta el Dr. Eduardo Menéndez para el análisis de los modelos sanitarios existentes en los países desarrollados.

J. Contestar preguntas de autocomprobación

1ª El subsistema sanitario o Sistema Nacional de Salud en España, elementos constitutivos.

____

____

____

____

____

____

____

____

____

2ª Explica cuales son las bases normativas de la legislación actual en materia de sanidad en España.

____

____

3ª Explica las características esenciales del modelo español y su organización territorial.

4ª Revisa críticamente la definición de subsistema sanitario realizada por el Dr. Álvaro Bernalte.

5ª Cuáles son las maquetas que aporta el Dr. Eduardo Menéndez para el análisis de los modelos sanitarios existentes en los países desarrollados.

K. Observaciones a las preguntas de autocomprobación

Tema IV
Atención Primaria de Salud

Índice

Este tema debe su importancia, a ser básico para el conocimiento de cualquiera de los otros temas de la asignatura, pero también por los medios de comprensión que nos da siempre el estudiar el origen y el desarrollo histórico, en este caso de la Atención Primaria de Salud.

La Atención Primaria de Salud, como veremos es una "herramienta" potenciada desde hace dos décadas por la Organización Mundial de la Salud, para mejorar y extender la atención de salud, controlando el gasto de los Sistemas Sanitarios.

Los objetivos que deberán conseguir los alumnos al finalizar la preparación del tema, consistirán en ser capaces de: describir las condiciones históricas del alumbramiento de la

> APS como herramienta esencial de los sistemas sanitarios; conceptuar la APS, de forma descriptiva; enumerar y describir los elementos fundamentales de la APS.; y enumerar y explicar las actividades de la APS, estableciendo por que algunas no son de aplicación en nuestro entorno.

A. ANTECEDENTES

Ya a partir del final de la II Guerra Mundial empieza a extenderse el concepto y la reivindicación de la salud como un derecho, paralelamente a este hecho empieza a desarrollarse la idea de que los sistemas de salud deben hacer algo más que atender al enfermo correctamente, se ve, así mismo, un cambio claro del patrón de morbi-mortalidad donde las enfermedades crónicas y degenerativas superan a las infecciosas, lo cual acompañado de un proceso de envejecimiento de la población, debido al aumento de la esperanza de vida y a la disminución de la natalidad y mortalidad infantil, lleva a pensar que la única forma de romper el ciclo enfermo/sano, es incidir sobre la persona y los grupos para que se mantengan sanos.

En la década de los setenta, confluyen una serie de problemas que afectan —entre otros— a los Sistemas de Salud en los que las distintas comunidades han depositado la responsabilidad de luchar contra la enfermedad y la muerte, en busca de mejorar su salud. Entre otros problemas podemos mencionar:

- la súper-especialización en todos los ámbitos de la Medicina,
- la sofisticación y la corta vida media de los aparatos con los costes que ello implicaba,
- el crack económico de 1973, debido al encarecimiento de los productos derivados del petróleo, y

- la brecha, cada vez mayor, entre países e individuos pobres y ricos, en cuanto a niveles de salud y acceso a los servicios.

Todos los problemas mencionados, junto a la incapacidad de estos sistemas por mejorar los niveles de salud de sus comunidades, como demuestran los estudios de Dever en los años 70, que concluían en la imposibilidad de los sistemas sanitarios para mejorar el nivel de salud de la población, utilizando de indicador la mortalidad demostró que entre los cuatro determinantes de la salud: estilos de vida, biología humana, medio ambiente y sistema sanitario, era este último el que menos podía disminuir la mortalidad (entendido como indicador de salud), y que curiosamente la inversión financiera se producía de forma inversamente proporcional con las posibilidades de cada determinante de mejorar la salud[56][57], producen una eclosión de otros planteamientos en cuanto a organización de servicios, que se ponen oficialmente "de largo" en la Conferencia para la Infancia, que patrocinada por la OMS y el Fondo de Naciones Unidas para la Infancia, se realizó en Septiembre de 1978 en Alma-Ata localidad de la antigua URSS.

Allí se manifiesta la necesidad de reorientar los recursos y lo que para ello es fundamental, potenciar la APS. Para proponer una síntesis de esta conferencia traemos a estas páginas al Dr. Piédrola:

La Conferencia reiteró firmemente que la salud es un derecho humano fundamental, que la grave desigualdad existen-

---

[56] PINEAULT, R; DAVELUY, C.; 1987: 14-30).

[57] Dentro como hemos mencionado de una medicina con una aumento de la tecnología, una tendencia creciente a la subespecialización y un hospitalocentrismo grande, se da la paradoja de que existen múltiples evidencias científicas de que el incremento de la complejización y de los costes de los sistemas tradicionales no se ha visto reflejado en un aumento del nivel de salud de la población atendida.

te en el estado de salud de las poblaciones dentro del país desarrollado o de los en desarrollo es política, social y económicamente inaceptable, que se precisa un nuevo orden económico internacional para reducir el foso que separa, en el plano de la salud, a los países en desarrollo de los países desarrollados, porque la promoción y la protección de la salud de los pueblos es indispensable para un desarrollo económico y social sostenido, y contribuye a mejorar la calidad de vida y alcanzar la paz mundial. Los gobiernos tienen la obligación de cuidar la salud de sus pueblos y considerar como principal objetivo alcanzar, en el año 2000, un nivel de salud aceptable. La atención primaria de salud es la asistencia sanitario - social basada en métodos y tecnología prácticas que representa el primer contacto entre los individuos, la familia, la comunidad y el sistema nacional de salud[58].

B. CONCEPTO

Cuando hablamos de APS, según la Conferencia Internacional, antes mencionada, lo hacemos de:

> Una asistencia sanitaria esencial, basada en métodos y tecnologías sencillas, científicamente fundadas y socialmente aceptables, puesta al alcance de todos los individuos y familias de la comunidad, mediante su plena participación y a un coste que la comunidad y el país pueda soportar en cada una de las etapas de su desarrollo, con espíritu de autoresponsabilidad y autodeterminación. La atención primaria forma parte integrante tanto del Sistema Nacional de Salud, del que constituye la función principal, del desarrollo social y económico global de la comunidad. Representa el primer nivel de contacto de los individuos, la familia y la comunidad con el Sistema Nacional de Salud, en el lugar donde residen

---

[58] FERNÁNDEZ - CREHUET, J. Y COLS.; 2002:1130.

y trabajan las personas, constituyendo el primer elemento de un proceso permanente de asistencia sanitaria[59].

A pesar de que esta estrategia y definición fueron aprobadas y por lo tanto avaladas por más de 140 países, nos dicen Martín, A. y Cano, J. F. (1999:5) que:

> La realidad es que los responsables de la política sanitaria de muchas naciones desarrolladas no han realizado los esfuerzos necesarios para potenciar la APS.

Vuori[60], uno de los grandes teóricos de la Atención Primaria de Salud y experto de la OMS en este tema, revisando la declaración consideraba que el concepto de atención primaria de salud era una lista de características deseables. Ciertamente con la perspectiva temporal que poseemos de casi tres décadas, vemos que la propuesta de Alma-Ata se ha desarrollado de forma diferente en cada país, por otra parte algo natural ya que se partían de diferentes realidades, así lo menciona el mismo autor. Realiza también una categorización según el desarrollo agrupando las diferentes evoluciones acaecidas en los distintos países, en cuatro grupos, dependiendo de la interpretación que cada uno de ellos ha hecho de la APS[61]:

- Un conjunto de actividades, que deben ofrecerse universal y equitativamente, como son la educación sanitaria, la provisión de alimentos y la nutrición adecuada, la salubridad del agua y el saneamiento básico, cuidados materno - infantiles, la inmunización, la prevención y control de enfermedades endémicas, el tratamiento básico de los problemas de salud y el abastecimiento de fármacos esenciales. La principal desventaja de esta in-

---

[59] JUNTA DE ANDALUCÍA. CONSEJERÍA DE SALUD Y SERVICIOS SOCIALES. (1989:1-50).
[60] VUORI, H.; 1984:1-4.
[61] FERNÁNDEZ - CREHUET, J. Y COLS.; 002:1131.

terpretación es que los países industrializados la consideran superada o irrelevante. Sin embargo que ciudadanos londinenses recurran a las fuentes públicas porque no tienen agua potable en sus casas[62] o que la cobertura vacunal en EE. UU., no alcance los niveles aceptables, ponen en entredicho las críticas antes mencionadas.

- Un primer nivel de asistencia que debe ser entrada al sistema nacional de salud, un lugar en que se resuelvan los problemas bien en ese primer nivel o por derivación al especialista.

- Una estrategia organizativa, cuyos servicios deben ser accesibles, acordes con las necesidades de la población, funcionalmente integrados (lo cual permite la continuidad de los cuidados), basados en la participación de la comunidad, manteniendo una correcta relación coste-eficacia y caracterizarse por la colaboración intersectorial.

- Una filosofía, que está lejos de la realidad cotidiana de cualquier médico, pero es la más importante de las interpretaciones. Según Vuori un país puede proclamar que posee una atención primaria de salud en el sentido más profundo del término sólo si su sistema es justo e igualitario, si promueve la autoresponsabilidad en el cuidado de la salud y la solidaridad internacional, y asume un concepto amplio de salud.

c. Donde se implanta la Atención Primaria de Salud

Obviamente la APS no surge en un campo yermo, sino que en muchos países, entre ellos el nuestro, existía lo que podría-

---

[62] BUNTON, R.; 1998:3-8.

mos denominar una Atención Primaria Médica (desde ahora APM), cuyo estandarte –a nivel de infraestructuras– eran los Ambulatorios y Consultorios de la Seguridad Social.

Es importante conocer las diferencias entre estos dos modelos, para ello vamos a comparar una serie de ITEMS que nos pueden dar una idea concreta sobre las mismas:

1. Población objetivo. En el caso de la APM eran los individuos enfermos, pensemos que ello era debido a la procedencia de los Sistemas de Seguros de Enfermedad, que tenían la orientación de recuperar a los trabajadores (asegurados); en el caso de la APS, la población a atender es toda la comunidad. Los Equipos de Atención Primaria (EAP) que en Andalucía se denominan Equipos Básicos de Atención Primaria se hacen "responsables" de la salud de la comunidad, que habita en una zona.

2. Objetivo a conseguir. Como no podría ser de otra forma en la APM es abordar la enfermedad; en el caso de la APS es la protección y el cuidado de la salud.

3. Actividad. En la APM lo primordial es dedicarse a la curación del enfermo; en APS se atiende a los enfermos pero se realiza también promoción de la salud y prevención de la enfermedad, también con los individuos que se encuentran sanos.

4. Características de la atención. En la APM es una atención episódica y destinada a problemas específicos; no así en la APS donde se realiza una atención continuada e integral a lo largo de todo el ciclo vital, lo que nos lleva a pensar en la importancia de la Información, y por derivación de la llamada Historia de Atención Primaria (HAP).

5. Aspectos organizativos. En la APM el trabajo es individual, la dotación de personal y la organización giran alrededor del médico, y se basa en el trabajo de médi-

cos generales, pediatras y enfermeros básicamente; en la APS el trabajo es en equipo, la organización y la dotación de personal no es solo alrededor de los médicos sino de las personas a atender, el tipo de profesionales se ha ampliado y diversificado amen de los anteriores existen: Veterinarios, Odontólogos, Trabajadores Sociales,...etc.

6. Sistema. En el caso de la APM los ambulatorios funcionaban como sistemas cerrados; en el caso de los Centros de Salud, estos actúan como sistemas abiertos por lo tanto permeables a las necesidades de la comunidad, en contacto con otras instituciones y sectores y flexibles para responder organizativamente a las necesidades que surjan.

7. Consideración del individuo. Los usuarios son vistos en la APM como sujetos pasivos (pacientes); en la APS sin embargo, se consideran como personas activas y coresponsables de su salud.

D. ACTIVIDADES DE LA ATENCIÓN PRIMARIA DE SALUD

Realizando una pequeña modificación a lo que manifiesta Vuori, podemos decir que las actividades de la APS son:

1. Educación para la Salud, dirigida a toda la población de la zona de la zona que debe atender el EBAP.

2. Provisión de alimentos y nutrición adecuados, esto es fundamental sobre todo en aquellos países donde los déficits en este ámbito "marcan" la vida de los individuos, en todos los aspectos.

3. Salubridad del agua y de los alimentos, y aquí hablamos de países donde estas actividades en la actualidad son un auténtico lujo, cuando a nosotros como habi-

tantes del primer mundo nos parece el mínimo indispensable.

4. Saneamiento básico, en un objetivo de difícil cumplimiento en muchos lugares, dado que implica unos costes en ingeniería sanitaria muy importantes.

5. Cuidados materno-infantiles, en nuestro mundo con una bajada en las cifras de fecundidad, el cuidado de las "productoras y sus productos" es algo absolutamente indispensable para las sociedades, no digamos en un mundo en el que la reproductoras empiezan a no substituirse a si mismas (TTF < 1).

6. Inmunizaciones, la Medicina preventiva y la Salud Pública nos han mostrado la existencia de métodos y técnicas, baratas y muy rentables en términos de salud (o de disminución de la mortalidad).

7. Prevención y control de enfermedades endémicas, que en algunos caso asolan países enteros, la lucha contra ellas sobre todo en el tercer mundo es la lucha contra la desesperanza (paludismo,…).

8. Tratamientos básicos, que deben estar al alcance de las "posibilidades" de la población, y no ser una frontera entre ricos y pobres, tenemos un ejemplo en los fármacos para el tratamiento del SIDA a los que no pueden acceder la mayoría de la población afectada debido a la pobreza y que a estado a punto de causar una guerra comercial.

9. Abastecimiento de fármacos, por parte de los propios centros es una tarea que se lleva a cabo en algunos países.

10. Atención a grupos de riesgo, en un esfuerzo de optimizar los recursos siempre escasos.

11. Investigación y formación, que son la base de la mejora, debiendo abandonarse la idea de que sólo se investiga en los centros hospitalarios, así como el error de que los

profesionales sanitarios no conozcan el trabajo a desarrollar en este escalón asistencial.

E. ELEMENTOS CONCEPTUALES DE LA APS

Vamos a mencionar algunos conceptos básicos de la Atención Primaria de Salud:

1. Integral, consideración de la persona desde el punto de vista bio, psico y social, y nosotros añadiríamos cultural.
2. Integrada, internamente en cuanto se realizan todo tipo de tareas promoción, prevención,... según las necesidades; y externamente, dado que existe una continuidad de la atención con los otros niveles.
3. Continuada y permanente, en todos los ámbitos y etapas en que se desarrolla el ciclo vital.
4. Activa, dado que la actitud de ésta estrategia es de no esperar a los clientes, sino observar las necesidades y brindar servicios.
5. Accesible, tanto a nivel geográfico, como económico o socio - organizacional.
6. Basada en el trabajo interdisciplinar, es decir en la interrelación entre profesionales diferentes, que trabajan en equipo (EAP O EBAP).
7. Comunitaria y participativa, atención no solo de personas sino a la comunidad, y con la participación de la misma[63].
8. Programada y evaluable, se actúa mediante programas y protocolos, con objetivos bien definidos y por lo tanto de forma evaluable.

---

[63] En todos los grupos de convivencia, asociaciones, lugares de trabajo,...

9. Docente e investigadora, ya que dentro de la APS (en sus centros) se realiza la formación de profesionales de diversas áreas (médicos generales y los especialistas en medicina familiar y comunitaria, enfermeros, trabajadores sociales,...), amén de investigación básica y aplicada.

F. EL EQUIPO DE ATENCIÓN PRIMARIA (EAP o EBAP)

El EBAP o EAP, se define como el pilar donde se apoya toda la estructura de la atención primaria de salud, la organización del trabajo en todos los ámbitos a progresado hacia el trabajo en equipo, y en este escalón asistencial no ha sido diferente:

> Los conceptos modernos de organización del trabajo están basados en la actividad del grupo o de equipo. La complejidad científica y tecnológica de los procesos productivos y la necesaria optimización de su eficiencia aconsejan la colaboración de los diversos individuos, en muchos casos de origen formativo y perfil profesional diferente. La Atención Primaria de Salud (APS) no escapa a este principio general,... (MARTÍN, A., en MARTIN, A.; CANO, J. F.; 1999:59).

Entre las ventajas generales del trabajo en equipo en este campo podíamos mencionar:
- Una mayor producción de servicios.
- Apoyo entre compañeros en técnicas complejas.
- La satisfacción de los profesionales.
- La coordinación mejora la atención al cliente.

Entre las negativas podíamos mencionar que permite a ciertas personas mejorar su nivel, pero impide a las de mejor nivel (y que necesitan destacar) su progresión, dado que a veces se prefiere correr el riesgo de homogeneizar a la baja, con lo que se pierden las posibilidades de aportación de los mejores por preferirse esa especie de anomia; los resultados del conjunto pueden ser mejores, a la suma de los individuales, pero los del grupo desglosados por individuos puede ser en algunos casos menores, es decir el grupo produce más pero algunos individuos producen menos; por último, existe a veces una dejación de los objetivos propios disciplinares.

El cambio de la Atención Primaria ha producido una serie de efectos entre ellos el modelo organizativo, es decir el paso del trabajo individual y episódico con los asegurados, al trabajo integral e integrado con la población en equipo. No todos son conscientes, ni en la administración de servicios ni en los propios centros de que el trabajo individual tal como se concebía está llegando a su final.

En los EBAP se han introducido nuevos profesionales, por ejemplo en Andalucía hemos pasado de las antiguas plantillas con médicos de cupo, pediatras de cupo, ATS de zona, enfermeras de consulta, auxiliares de clínica, auxiliares administrativos y celadores, a unas plantillas (dependiendo del centro) con médicos generales y médicos de familia (cada vez más), enfermeros, auxiliares de enfermería, fisioterapeutas, técnicos de rayos, odontólogos, trabajadores sociales, veterinarios, veterinarios, farmacéuticos, y celadores - conductores.

El trabajo por programas, la corresponsabilidad del enfermo, la actuación de diversos profesionales con una misma persona implica una coordinación de los esfuerzos para racionalizar el trabajo, mejorar la eficacia y la eficiencia, y la satisfacción del usuario y la de los profesionales; todo ello nos lleva al trabajo en equipo, que podíamos definir como:

> El trabajo coordinado de un grupo de profesionales, realizando cada unos las actividades y responsabilidades propias de su disciplina, con una clara definición de las funciones, con una organización flexible que permita asumir cambios en el entorno y en el propio equipo, versus unos objetivos comunes (BERNALTE, A.).

En algunos casos se confunde el grupo médico con el equipo, es un error que menciona MARTÍN, A.:

> ... es necesario advertir que sobre la necesidad de no confundir la agrupación médica con el equipo de APS. Así, mientras que el grupo médico tiene generalmente como objetivo principal el de la atención de pacientes desde un punto de vista clínico e individual mediante actividades exclusiva o fundamentalmente médicas, el equipo de atención primaria ha de asumir los objetivos y las actividades propias de ésta y hacerlo desde una perspectiva multidisciplinar, con un enfoque individual y comunitario, con unos contenidos relevantes preventivos y de promoción de la salud y otros relacionados con aspectos sociales, económicos y culturales propios de la población atendida. (en MARTIN, A.; CANO, J. F.;1999:59).

Defiende el mismo autor que el trabajo en equipo en el campo de la salud presenta una serie de ventajas.

G. EL ENFERMERO DENTRO DEL EQUIPO DE ATENCIÓN PRIMARIA

La enfermería ha sido indispensable para el desarrollo de la APS en nuestro país, no solo en el inicio del trabajo por programas sino también en la orientación comunitaria de sus cuidados:

> El desarrollo de la Atención Primaria de Salud en España no es viable sin el concurso de profesionales de enfermería capaces de asumir un papel principal en la impartición de cuidados de salud desde una perspectiva integral tanto en el plano individual como comunitario (MARTÍN, A.; en MARTIN, A.; CANO, J. F.; 1999:64).

Si bien ha habido una mala gestión de los enfermeros preparados por la Universidad desde el curso académico 1977-78, dentro de los equipos, donde han realizado muchas tareas delegadas o no propias, también hay que decir que sin ellos y su orientación comunitaria (procedente de la nueva orientación de sus estudios) ha hecho que asumieran grandes parcelas en:

- la prevención de enfermedades,
- la promoción de la salud maternal e infantil,
- la atención a pacientes crónicos, etcétera.

Y cada vez más están revirtiendo una tendencia existente hasta hace unos años, a dejar sus propias actividades de cuidados enfermeros, presionados por sus organizaciones y por la dinámica de los equipos.

H. LA REFORMA DE LA ATENCIÓN PRIMARIA EN ESPAÑA

Podemos datar el inicio de la reforma de la atención primaria en España, con la promulgación del Real Decreto sobre Estructuras Básicas de Salud en el año 1984, que se adelanta a la aprobación de la Ley General de Sanidad, que tiene lugar dos años después.

Siguiendo en parte al Dr. Martín Zurro podemos hablar de algunos de los problemas que se han observado en el proceso de implantación de la APS en nuestro país, así:

- Poca cualificación de los recursos humanos dedicados a la planificación.
- Escasez relativa de los recursos humanos y materiales.
- Errores técnicos en la distribución de los recursos.
- Precipitación en la creación de EAPs y en la puesta en marcha de Centros de Salud.
- La falta de una definición clara de los roles, sobre todo de médicos y enfermeros.
- La falta de preparación de los recursos humanos en cuanto al trabajo en equipo.

- La resistencia o barreras al cambio por parte de algunos profesionales.
- La coexistencia durante mucho tiempo de dos redes.
- La inadecuada información a la población, que ha impedido instaurar una nueva cultura de utilización de los servicios.

I. Dudas sobre el texto

____

____

____

____

____

____

____

____

____

____

J. Bibliografía

BERNALTE, A Y OTROS. "La Reforma sanitaria. La respuesta a las nuevas necesidades por parte de los ambulatorios del Distrito Cádiz" Rev. Enfermería Científica Nº 186-187. Septiembre - Octubre 1997.

BERNALTE, A.; LAFLOR, M. V. (1991). "Desarrollo de la Atención de Enfermería en los Distritos de Atención Primaria". Revista Enfermería Científica. Nº 111-112. Julio-Agosto.

CONSEJERÍA DE SALUD Y SERVICIOS SOCIALES. (1989). "Mapa de Atención Primaria de Andalucía". Consejería de Salud y Servicios Sociales de la Junta de Andalucía, Sevilla (pp. 1- 30).

CONSEJERÍA DE SALUD Y SERVICIOS SOCIALES. (1989). "Compendio de Legislación Sanitaria Andaluza". Consejería de Salud y Servicios Sociales de la Junta de Andalucía, Sevilla.

DEVER, G. E. A. mencionado en PINEAULT, R.; DAVELUY, C. "La planificación sanitaria. Conceptos. Métodos. Estrategias. Ed. Masson S.A. Barcelona, 1987: 14-30.

FERNÁNDEZ - CREHUET, J. Y COLS. (2002). "Niveles de atención sanitaria: atención primaria de salud. Centros de salud", en PIEDROLA, G. Y COLS. "Medicina Preventiva y Salud Pública". Barcelona. Ed. Masson.

GÓMEZ, L. I. Y OTROS, "Niveles de Atención Sanitaria: atención primaria de salud" (pp. 1378-1389) PIEDROLA, G. (1991). "Medicina Preventiva y Salud Pública". Ed. Masson- Salvat. Barcelona.

MARSET, P. Y OTROS, "La Salud Pública en España" (pp. 25-47) en MARTÍNEZ, F Y OTROS (1997). "Salud Pública". Mc. Graw Hill. Madrid.

MARTIN, A.; CANO, J. F. (1991). "Atención Primaria. Organización y pautas de actuación en consulta". Barcelona. Ed. Mosby-Doyma.

MARTIN, A; "Equipo de atención Primaria" en MARTIN, A.; CANO, J. F. (1999). "Atención Primaria. Conceptos, organización y práctica clínica". Ed. Harcourt Brace. Madrid. (59-69).

MARTÍNEZ, F Y OTROS (1997). "Salud Pública". Mc. Graw Hill. Madrid.

MARTIN, A.; CANO, J.F. (1999). "Atención Primaria. Conceptos, organización y práctica clínica". Ed. Harcourt Brace. Madrid.

NAVARRO, V., "Concepto actual de la Salud Pública" (pp. 49-54) en MARTÍNEZ, F Y OTROS (1997). "Salud Pública". Mc. Graw Hill. Madrid.

PIEDROLA, G. (1991). "Medicina Preventiva y Salud Pública". Ed. Masson- Salvat. Barcelona.

VUORI, H. (1984) "¿Qué es la APS? ". Revista Atención Primaria. Año 1.

VUORI, H. (1993) "Introducción" en MARQUET, R. "Garantía de calidad en APS ". Barcelona. Ed. Doyma.

VUORI, H. (1991) "Prólogo" en MARTÍN, A.; CANO PEREZ, J. F. (1991). "Atención Primaria. Organización y pautas de actuación en consulta". Ed. Mosby-Doyma. Barcelona.

VUORI, H., (1992) "La participación comunitaria en Atención Primaria: un medio o una finalidad en si misma". Rev. Atención Primaria. Vol. 10, Nº 9. Diciembre.

VUORI, H. (1987) "APS en Europa: Problemas y soluciones". Rev. Atención Primaria. Vol. 4, nº 1. Enero - Febrero.

K. Preguntas de autocomprobación

1ª Explícame de forma comprensiva el concepto de Atención Primaria de Salud (APS).

2ª Realiza una comparación entre Atención Primaria Médica y Atención Primaria de Salud, representadas respectivamente por ambulatorios y centros de salud.

3ª Cuales son las actividades de carácter general de la APS que crees que no afectan a nuestro país.

4ª Cuando hablamos de que la APS implica una atención al ciudadano continuada y permanente ¿Qué queremos decir con ello?

5ª Cuando hablamos de accesibilidad socio-organizacional ¿A qué nos referimos?

6ª Ante la afirmación ¡La Ley General de Sanidad inicio el proceso normativo en nuestro país! ¿Qué responderías?

L. CONTESTAR PREGUNTAS DE AUTOCOMPROBACIÓN

1ª Explícame de forma comprensiva el concepto de Atención Primaria de Salud (APS).

____

____

____

____

____

____

____

____

____

2ª Realiza una comparación entre Atención Primaria Médica y Atención Primaria de Salud, representadas respectivamente por ambulatorios y centros de salud.

____

____

____

____

____

____

____

____

____

3ª Cuales son las actividades de carácter general de la APS que crees que no afectan a nuestro país.

4ª Cuando hablamos de que la APS implica una atención al ciudadano continuada y permanente ¿Qué queremos decir con ello?

5ª Cuando hablamos de accesibilidad socio-organizacional ¿a qué nos referimos?

6ª Ante la afirmación ¡La Ley General de Sanidad inicio el proceso normativo en nuestro país! ¿Qué responderías?

M. OBSERVACIONES A LAS PREGUNTAS DE AUTOCOMPROBACIÓN

TEMA V

LA ATENCIÓN PRIMARIA DE SALUD EN ANDALUCÍA

ÍNDICE

Introducción. La Ley General de Sanidad ordena el proceso. Las transferencias y la Consejería de Salud. Estructura y funciones del SAS. Pirámide asistencial. El Centro de Salud. Jerarquización y funciones. Consejo Interterritorial del Sistema Nacional de Salud (CISNS). Dudas sobre el texto. Bibliografía. Preguntas de autocomprobación. Contestar preguntas de autocomprobación. Observaciones a las preguntas de autocomprobación.

Dado nuestro ámbito geográfico de referencia, creemos necesario conocer como se ha desarrollado la APS en Andalucía, y cuales son las funciones de la misma, que podrían resumirse según lo especificado en el artículo 4º del Decreto 80/1987 así:

> … realizar el diagnóstico continuado de la salud de la población; realizar las acciones necesarias dirigidas a promocionar la salud de la población y prevenir la enfermedad mediante las acciones individuales o generales necesarias; ofrecer a la población los medios profesionales precisos para atender individual y colectivamente los estados de salud y enfermedad, a través de los dispositivos y organizaciones básicas de cuidados primarios, de forma continuada; y participar en los programas de rehabilitación de la población.

89

> El alumno al finalizar el tema debe ser capaz de: establecer la diferencia entre el contratador de servicios y el prestador de los mismos, en la comunidad autónoma; definir el marco legislativo en el que se apoyan las responsabilidades del gobierno andaluz, en materia de salud; describir la pirámide asistencial, en base a los tipos de infraestructuras; describir la jerarquización de los centros de salud, y en que se basa; y enumerar las funciones de los equipos básicos de salud.

A. INTRODUCCIÓN

Aunque el "Decreto sobre estructuras Básicas de salud" promulgado en 1984, inició una dinámica de cambios, entre otros la recuperación de unos profesionales, los enfermeros, para realizar tareas propias y / o delegadas, no su actividad hasta entonces habitual en los ambulatorios, como secretarias de los médicos, así un producto de ese aire sano que entraba en los centros podemos mencionar el "Programa de consulta de enfermería para control y seguimiento de enfermos crónicos", ese paso de introducir el trabajo por programas, es decir planificar, ejecutar y evaluar, se va haciendo en paralelo con uno de los mejores instrumentos creados por la Consejería de Salud (entonces también de Consumo): el Mapa de Atención Primaria de Andalucía.

El Mapa tenía dos funciones: una, el análisis de la situación de salud, incluyendo el análisis de recursos sanitarios existentes, de la población en cuanto a: tamaño, estructura, concentración y dispersión; dos, planteaba una propuesta para homogeneizar los servicios y acercarlos a todos los andaluces, poniendo en marcha en esta comunidad autónoma las orientaciones de Alma Ata, con un empeño encomiable en la primera década, dada su situación de partida y las dificultades inherentes a tener que fagocitar un sistema pre-existente.

B. LA LEY GENERAL DE SANIDAD
ORDENA EL PROCESO

Se afirma en el preámbulo de la Ley General de Sanidad[64], que las Comunidades Autónomas y sus correspondientes servicios de salud constituyen el eje del sistema sanitario español.

En Andalucía realizando una simplificación, existe un contratador de servicios, que es la Junta de Andalucía por medio de su Consejería de Salud, y existe un ente el Servicio Andaluz de Salud que los presta, según las directrices de los Planes de salud del gobierno andaluz; a pesar de esto el gobierno tiene capacidad para concertar con entes privados, la prestación de algunos servicios.

El Servicio Andaluz de Salud (SAS), debe su creación a la obligación normativa expresada en la Constitución española vigente y a las atribuciones que establece la Ley General de Sanidad, la primera de las normas establece la posibilidad de traspasar competencias a las comunidades autónomas[65] en el marco de sus correspondientes Estatutos de Autonomía, y así se refleja en la Ley Orgánica 6/1981, de 30 de Diciembre, el Estatuto de Autonomía para Andalucía[66], que en su Título 1º artículo 13.2.1 indica que entre sus competencias se encuentra la "Sanidad e higiene...", en su artículo 15.7 el "Medio ambiente. Higiene de la contaminación biótica y abiótica" y en el artículo 20 establece que:

> 1. Corresponde a la Comunidad Autónoma de Andalucía el desarrollo legislativo y la ejecución de la legislación básica del Estado, en materia de sanidad interior.

---

[64] Junta de Andalucía; 1989:59-64.

[65] En adelante CCAA.

[66] Boletín Oficial del Estado (en adelante BOE) nº 9, de 11 de Enero de 1982.

2. En materia de Seguridad Social corresponderá a la Comunidad Autónoma:

2.a. El desarrollo legislativo y la ejecución de la legislación básica del Estado, salvo las normas que configuran el régimen económico de la misma.

2.b. La gestión del régimen económico de la Seguridad Social.

3. Corresponderá también a la Comunidad Autónoma de Andalucía (CAA) la ejecución de la legislación del Estado sobre productos farmacéuticos.

4. La CAA podrá organizar y administrar a tales fines, y dentro de su territorio, todos los servicios relacionados con las materias antes expresadas y ejercerá la tutela de las instituciones, entidades, y funciones en materia de Sanidad y seguridad Social, reservándose el Estado la alta inspección conducente al cumplimiento de las funciones y competencias contenidas en éste artículo.

5. La CAA ajustará el ejercicio de las competencias que asuma en materia de Sanidad y de Seguridad Social a criterios de participación democrática de todos los interesados, así como de los sindicatos de trabajadores y asociaciones empresariales en los términos que la ley establezca.

c. Las transferencias y la Consejería de Salud

Las transferencias, en materia de sanidad, a la Junta de Andalucía (que es el órgano de gobierno de la CAA), se realizaron mediante el Real Decreto (RD) 1118/1981, de 24 de Abril sobre traslado de competencias, funciones y servicios a la Junta de Andalucía en materia de sanidad[67], que en su artículo 1º dice:

---

[67] Publicado en el BOE nº 142, de 15 de Junio de 1981, en el Boletín Oficial de la Junta de Andalucía (BOJA) nº 16 de 15 de Agosto de 1981.

> Se aprueban las propuestas de transferencia de competencias, funciones y servicios de la Administración del Estado a la Junta de Andalucía en materia de sanidad...

En el mismo RD en su artículo 2º punto 1, se designan las competencias y funciones que se transfieren, que se podrían resumir de la siguiente forma: control de las aguas, de los residuos sólidos, de la contaminación atmosférica y en general del medio ambiente en que se desarrolla la vida humana; control de la publicidad médico - sanitaria; sanidad mortuoria; el estudio, vigilancia y análisis epidemiológico de los procesos que afectan a la salud humana; los programas sanitarios que tienden a la protección y promoción de la salud; desarrollo de programas de formación en materia de SP; autorización para la creación, modificación, o supresión de centros o establecimientos sanitarios; y el control sanitario de la producción, almacenamiento, transporte, manipulación y venta de alimentos, bebidas y productos relacionados con la alimentación humana. Así mismo quedan recogidos los bienes inmuebles y muebles, el personal y los créditos presupuestarios para realizar las funciones antes mencionadas.

La Consejería de Salud, es definida de la siguiente forma:

> La Consejería de Salud es el órgano de la Administración de la Junta de Andalucía responsable de la directrices de la política de salud y de la superior dirección de los organismos directamente responsables de la provisión y gestión de los servicios sanitarios de nuestra Comunidad Autónoma, configurados bajo la denominación de Sistema Sanitario Público de Andalucía[68].

La propia Consejería de Salud de Salud delimita sus competencias, de la siguiente forma:

---

[68] FUENTE: CONSEJERÍA DE SALUD.

La Consejería de Salud de la Junta de Andalucía se organiza sobre la base de separar nítidamente lo que son competencias propias de **la Autoridad Sanitaria**, y por tanto íntimamente ligadas a la función directa de la Administración pública, de lo que son **competencias propias de gestión y prestación de los servicios sanitarios**, que se ejercen a través de un conjunto de organismos y entidades públicas que, manteniendo el grado de autonomía que le confieren sus propias normas de creación, dependen directamente de la Consejería de Salud[69].

Sobre las funciones de la Consejería en cuanto a política sanitaria:

Bajo la superior dirección del **Consejero de Salud**, la Consejería tiene responsabilidad directa en la determinación de las directrices de la política de salud, la Salud Pública, la Planificación sanitaria, la garantía de la cobertura y aseguramiento de los ciudadanos, la financiación sanitaria, La Ordenación farmacéutica y la política de conciertos con otras entidades sanitarias. Junto a éstas, ejerce la dirección y coordinación del conjunto del **Sistema Sanitario público de Andalucía**, tal como ha sido definido por la **Ley 2/1998 de 15 de Junio de Salud de Andalucía**, garantizando así la integralidad de las actuaciones y la integración del Sistema sanitario bajo directrices de política sanitaria comunes[70].

A continuación exponemos los organigramas actuales de la Consejería de Salud[71] y de la Viceconsejería: conformado por el consejero y su gabinete, de aquel dependen, la secretaria general la viceconsejera, los delgados provinciales y el director gerente del servicio andaluz de salud (SAS).

---

[69] FUENTE: CONSEJERÍA DE SALUD.
[70] FUENTE: CONSEJERÍA DE SALUD.
[71] FUENTE: CONSEJERÍA DE SALUD.

De la Viceconsejera dependen, a saber: la coordinación general: así como las direcciones generales de salud pública, y de aseguramiento, financiación y planificación, ambas con sus servicios; y por último la secretaria general técnica.

D. Estructura y funciones del SAS

La creación de un servicio autonómico de salud en Andalucía, se realiza por la Ley 8/1986 de 6 de Mayo de 1986[72], en la exposición de motivos, se mencionan: el asumir las competencias derivadas del estatuto de autonomía y las transferencias otorgadas en materia de sanidad interior y seguridad social, integrar las diferentes redes o estructuras sanitarias, asumir la integración de los hospitales universitarios, y las actuaciones en materia de Salud Pública entre otras.

El proceso de integración de Redes, que era un objetivo de la LGS se establece en esta comunidad autónoma de la siguiente forma:

En cuanto al proceso de integración de redes asistenciales, cabe destacarse:

La integración en el Servicio Andaluz de Salud (en adelante SAS) de los ocho Hospitales Generales dependientes de las respectivas Diputaciones provinciales de Andalucía.

La integración en el SAS de las competencias y recursos asistenciales de Salud Mental y antiguos Hospitales psiquiátricos dependientes de las respectivas Diputaciones provinciales de Andalucía.

La integración en el SAS de determinados Hospitales Municipales de Andalucía, dependientes de las respectivas Corporaciones Locales.

---

[72] BOJA nº 41, de 10 de Mayo de 1986.

Y la integración en el SAS de los Hospitales de la Cruz Roja de Almería, Algeciras, y Málaga.

Para describir los órganos superiores de dirección y gestión del SAS[73], vamos a utilizar el propio articulado normativo, así, en su creación eran: el Consejo de Administración; el Director Gerente, el Secretario General y las Direcciones funcionales siguientes: Dirección General de Gestión Presupuestaria.; Dirección General de Atención Primaria y Promoción de la Salud; Dirección General de Atención Especializada; y la Dirección General de Infraestructuras y Contrataciones

En el mismo Decreto se establecía como máximo organismo del SAS, su Consejo de Administración[74], cuyo presidente es el Consejero de Salud de la Junta de Andalucía[75]; así mismo se establecen las funciones del SAS.

En la actualidad el organigrama del SAS[76]:

La gerencia del SAS, dispone de una secretaría general, y de las direcciones generales de: asistencia sanitaria, de personal y servicios, y de gestión económica.

E. Pirámide asistencial

La atención de salud a la población andaluza, planteada por el SAS, descansa sobre dos niveles o escalones asistenciales, a saber: nivel de APS, y el nivel hospitalario o especializado, ambos con una relación de tipo funcional para la continuidad de la atención que se brinda a la población, siendo ambos

---

[73] Según el Decreto de estructura orgánica (Decreto 80/1987, de 25 de Marzo, BOJA nº 20, de 7 de Abril).

[74] Sigue siendo así.

[75] Órgano de gobierno de la CAA.

[76] FUENTE: CONSEJERÍA DE SALUD.

niveles independientes administrativamente y funcionalmente hablando.

Tanto el nivel especializado como el primario, tiene diferentes estructuras asistenciales que dejan claramente expuestos estos niveles de vertebración (esquema nº 2), así que explicaremos brevemente las funciones de éstas infraestructuras según el diseño inicial[77], del nivel de APS al nivel especializado:

1. El consultorio auxiliar o Módulo 0 (M 0), es una infraestructura que se ubica en núcleos de población aislada o bien en pedanías de población no superior a los 600 habitantes, o que disten de su Consultorio local (MI) más de 30 minutos, a él se desplaza el personal del Equipo Básico de Salud (EBAP), algunos días.

2. El Consultorio local o Módulo I (M I), constituye la infraestructura básica correspondiente a las cabeceras municipales o núcleos de población cuyo número de habitantes es de 1500 o más, o que se encuentran a más de 15 minutos de su Centro de salud, en éste centro los profesionales asignados realizarán la mayor parte de su actividad aunque como miembros del EBAP pueden realizar algunas actividades en el Centro de Salud (M II) situado en la cabecera de su ZBS. Entre sus actividades se encuentran las puramente asistenciales a domicilio y en el módulo, las de prevención de la enfermedad, y las de fomento y protección de la salud.

3. El Centro de Salud o Módulo II (M II), es el marco de referencia para la actuación del EBAP, para el cual es su lugar de encuentro y formación continuada, y tiene como ámbito de responsabilidad, la salud de la población que reside en la ZBS. Éste centro cuenta con toda

---

[77] Que dependiendo de avatares políticos y reivindicaciones laborales se ha respetado o no.

la infraestructura y dotación, para realizar todas las actividades de la APS. Las actividades son: las puramente asistenciales a domicilio y en el centro, las de prevención de la enfermedad, las de fomento y protección de la salud, las de reinserción social, la planificación sanitaria en la ZBS, la gestión descentralizada de recursos, la coordinación y organización de las actividades, es el punto de atención de urgencias para la zona, lugar de prácticas para pre y postgrados, y la investigación, entre otras.

4. Centro de Coordinación de Distrito o Módulo III (M III), se ubica generalmente en un M II, y contiene toda la estructura de dirección, gestión, planificación, organización funcional y administración de varias ZBS, que constituyen un Distrito de Atención Primaria; por lo tanto a las actividades y funciones de un centro de salud se le añaden las antes mencionadas, que conllevan un personal específico: Director - gerente del Distrito, Coordinador de enfermería, Administrador, y los coordinadores de programas: del medicamento, educación para la salud, entre otros, así como el personal administrativo y subalterno de apoyo[78].

5. Hospital General Básico o Comarcal, éste tipo de centro debe dar cobertura al 80 % de las necesidades de atención especializada y hospitalaria, cuenta con las especialidades básicas para la atención a sus Distritos de referencia, como Medicina Interna, Cirugía, Traumatología, Pediatría, y Ginecología; cuenta también con servicios de Laboratorio, Hematología, Radiodiagnós-

---

[78] Los equipos directivos de los distritos y su estructura de apoyo, se han instalado no solo en CS, sino en pisos alquilados al efecto,... etc.

tico, Rehabilitación, Anestesia y Unidades de vigilancia especial.

6. Hospital provincial o de especialidades, estos hospitales sirven de referencia a los anteriores pues disponen de mayor número de especialidades, y los que son cabecera de una región hospitalaria disponen de servicios de máxima especialización.

En la actualidad solo se explicitan tres tipos de centros[79]: Centros de salud, Consultorios, y Consultorios auxiliares; amén de estos centros se dispone de: Dispositivos de Cuidados Críticos y Urgencias, Gabinetes Odontológicos, Laboratorios y Dispositivos de Salud Mental.

Según datos de la propia Consejería, en la actualidad existen:
- Centros de Atención Primaria....................................1541
- Dispositivos de Cuidados Críticos y Urgencias........384
- Puntos de Vacunaciones...1134
- Áreas de Rehabilitación..47
- Gabinetes Odontológicos..149
- Laboratorios..14
- Dispositivos de Salud Mental..71

F. EL CENTRO DE SALUD. JERARQUIZACIÓN Y FUNCIONES

Desde luego creemos que es interesante conocer la institución, según el propio "Reglamento de los Centros de Atención Primaria"[80] el cual especifica sobre el Director del Centro de Salud, lo que sigue:

---

[79] Fuente: Consejería de Salud
[80] Orden de 2 de Septiembre de 1985 de la Consejería de Salud.

- En el artículo 7º.1. Los Centros de Atención Primaria se organizan con una estructura jerárquica bajo la dirección del Director del Centro de Salud, del cual dependerá el personal de la Zona Básica.
- En el artículo 10º. Corresponden al Director las siguientes funciones, señalaremos las que nos parecen de mayor interés:
  - Ejercer la Jefatura de todo el personal de la ZBS.
  - Estimular el trabajo en equipo, así como la participación de todos los miembros en las actividades asistenciales, docentes, administrativas y de investigación del mismo.

Sobre las funciones de los equipos básicos de atención primaria[81]:

Prestar atención continuada e integral, en régimen ambulatorio, domiciliario y de urgencia incluyendo:

- Asistencia preventiva a enfermedades.
- Actividades de promoción de la salud.
- Asistencia curativa y rehabilitadora con derivación de pacientes al nivel especializado de atención cuando estos lo requieran.
- Educación sanitaria.
- Vigilancia sanitaria del medio.
- Salud laboral.
- Salud mental.

Añade el mismo Decreto "... realizar actividades de formación pregraduada o postgraduada, así como los estudios clínicos o epidemiológicos que se determinen".

---

[81] Según el artículo 7º en su punto 1.6 del Decreto 195/1985, de 28 de Agosto sobre Ordenación de los servicios de APS en Andalucía.

G. Consejo Interterritorial del Sistema Nacional de Salud (CISNS)

El CISNS, según la definición que recoge el artículo 69 de la Ley de cohesión y calidad del SNS, es:

> el órgano permanente de coordinación, cooperación, comunicación e información de los servicios de salud, entre ellos y con la Administración del Estado, que tiene como finalidad promover la cohesión del Sistema Nacional de Salud a través de la garantía efectiva de los derechos de los ciudadanos en todo el territorio del Estado.

En la LGS se plasma el mandato constitucional, según el cual la Coordinación General Sanitaria corresponde al Estado, que debe fijar los medios para facilitar la información recíproca, la homogeneidad técnica y la acción conjunta que logre la integración de actos parciales en la globalidad del SNS. Además, los criterios de Coordinación General Sanitaria, aprobados por el CISNS, deberán ser tenidos en cuenta en la elaboración del Plan Integrado de Salud, documento que deberá recoger los planes de salud estatales, autonómicos y conjuntos y sus fuentes de financiación. Este Plan también tendrá que ser sometido al CISNS.

El establecimiento de Planes de Salud conjuntos entre Estado y CC.AA. debe formularse en el seno del CISNS, si implican a todas ellas.

También, la LGS prevé la constitución entre el Estado y las CC.AA. de Comisiones y Comités Técnicos, la celebración de Convenios y la elaboración de Programas en común que se requieran para la mayor eficacia y rentabilidad de los Servicios Sanitarios.

Asimismo, en la LGS se crea, como órgano de apoyo científico-técnico del Sistema, el Instituto de Salud "Carlos III", al que encomienda que el desarrollo de sus funciones se realice en coordinación con el CISNS, y en colaboración con otras Administraciones Públicas.

Recordemos que la Constitución Española de 1978 establece las competencias asumibles por las Comunidades Autónomas (CC.AA.) y las exclusivas del Estado. Las competencias exclusivas del Estado en el ámbito sanitario son las siguientes: Sanidad Exterior; Bases y coordinación general de la sanidad y Legislación sobre productos farmacéuticos.

En materia de **Sanidad Exterior**, la necesaria colaboración entre la Administración Estatal y las Administraciones Autonómicas está prevista en la Ley 14/1986, de 25 de abril, General de Sanidad (LGS) y disposiciones de desarrollo.

En relación con la **legislación sobre productos farmacéuticos**, la Ley del Medicamento recoge esta materia como competencia exclusiva del Estado, siendo competencia de las CC.AA., en general, la ejecución de la legislación.

Respecto a las **Bases de la Sanidad**, es competencia del Estado el establecimiento de normas que fijen las condiciones y requisitos mínimos, persiguiendo una igualación básica de condiciones en el funcionamiento de los servicios públicos. La LGS relaciona las actuaciones que corresponden al Estado, sin menoscabo de las competencias de las CC.AA.

En lo referente a la **Coordinación de la Sanidad**, debe ser entendida como la fijación de medios y de sistemas de relación que hagan posible la información recíproca, la homogeneidad técnica en determinados aspectos y la acción conjunta de las autoridades sanitarias estatales y comunitarias en el ejercicio de sus respectivas competencias, de tal modo que se logre la integración de actos parciales en la globalidad del sistema sanitario.

Estos y otros principios relacionados con la coordinación están recogidos en la LGS, que además concreta los instrumentos de colaboración y como decíamos crea como órgano de coordinación el Consejo Interterritorial del Sistema Nacional de Salud (CISNS).

Posteriormente, la Ley 16/2003, de 28 de mayo, de cohesión y calidad del Sistema Nacional de Salud contempla el Consejo

Interterritorial con este mismo carácter de órgano de coordinación, atribuyéndole una nueva composición y funciones.

H. Dudas sobre el texto

____
____
____
____
____
____
____
____
____
____

I. Bibliografía

CASAJOANA, F. J. (1994). "Organización del trabajo en los Equipos de Atención Primaria". Barcelona. Ediciones Doyma.

REAL DECRETO 1118/1981, DE 24 DE ABRIL, SOBRE TRASPASO DE COMPETENCIAS, FUNCIONES Y SERVICIOS A LA JUNTA DE ANDALUCÍA EN MATERIA DE SANIDAD en CONSEJERÍA DE SALUD Y SERVICIOS SOCIALES. (1989). "Compendio de Legislación Sanitaria Andaluza". Consejería de Salud y Servicios Sociales de la Junta de Andalucía, Sevilla. (pp. 29-34).

DECRETO 195/1985, DE 28 DE AGOSTO SOBRE ORDENACIÓN DE LOS SERVICIOS DE ATENCIÓN PRIMARIA DE SALUD EN ANDALUCÍA en CON-

SEJERÍA DE SALUD Y SERVICIOS SOCIALES. (1989). "Compendio de Legislación Sanitaria Andaluza". Consejería de Salud y Servicios Sociales de la Junta de Andalucía, Sevilla.

ORDEN DE 2 DE SEPTIEMBRE DE 1985, POR LA QUE SE APRUEBA EL REGLAMENTO GENERAL DE ORGANIZACIÓN Y FUNCIONAMIENTO DE LOS CENTROS DE ATENCIÓN PRIMARIA EN ANDA-LUCÍA en CONSEJERÍA DE SALUD Y SERVICIOS SOCIALES. (1989). "Compendio de Legislación Sanita-ria Andaluza". Consejería de Salud y Servicios Sociales de la Junta de Andalucía, Sevilla. (pp. 201-211).

CONSEJERÍA DE SALUD Y SERVICIOS SOCIALES. (1989). "Mapa de Atención Primaria de Andalucía". Con-sejería de Salud y Servicios Sociales de la Junta de Anda-lucía, Sevilla. (pp. 1-36).

MARTIN, A.; CANO, J. F. (1991). "Atención Primaria. Or-ganización y pautas de actuación en consulta". Barcelona. Ed. Mosby-Doyma.

MARTÍNEZ, F Y OTROS (1997). "Salud Pública". Mc. Graw Hill. Madrid.

MARTIN ZURRO, A.; CANO PEREZ, J.F. (1999). "Aten-ción Primaria. Conceptos, organización y práctica clíni-ca". Ed. Harcourt Brace. Madrid.

PIEDROLA, G. (1991). "Medicina Preventiva ySalud Públi-ca". Ed. Masson- Salvat. Barcelona.

J. Preguntas de autocomprobación

1ª Define en el ámbito andaluz, quien es el contratador de servicios para la población de la comunidad, y quien es el principal proveedor de los mismos.

2ª Define el marco normativo en que se apoyan las responsabilidades del gobierno andaluz, en materia de salud.

3ª Describe la pirámide asistencial definida por el SAS en base a tipos de estructuras.

4ª Describe la jerarquización existente en los centros de salud, y en que se basa.

5ª Enumera las funciones de los Equipos Básicos de Atención Primaria (EBAP).

K. Contestar preguntas de autocomprobación

1ª Define en el ámbito andaluz, quién es el contratador de servicios para la población de la comunidad, y quién es el principal proveedor de los mismos.

2ª Define el marco normativo en que se apoyan las responsabilidades del gobierno andaluz, en materia de salud.

3ª Describe la pirámide asistencial definida por el SAS en base a tipos de estructuras.

4ª Describe la jerarquización existente en los centros de salud, y en que se basa.

5ª Enumera las funciones de los Equipos Básicos de Atención Primaria (EBAP).

L. OBSERVACIONES A LAS PREGUNTAS DE AUTOCOMPROBACIÓN

Tema VI
Servicios o programas de salud. Diseño y evaluación

Índice

Quizás, de entre todas las novedades aportadas por la Atención Primaria de Salud, sea la actuación por programas uno de los aspectos más impactantes de la misma, ya que se planifica y por lo tanto se evalúa la actividad programada. Obviamente sería un contrasentido, que surgiera en una época de crisis económica, una estrategia que no buscara la eficacia y la eficiencia.

En el presente tema no esperamos conseguir que el alumno sepa como planificar un programa de salud, pero si que sea capaz, después de su preparación, de: realizar una definición propia de planificación; comprender la actividad planificadora como una actividad humana; explicar las diversas tipologías de planificación; describir las fases de la planificación y relacionarlas con el nivel de planificación; entender la importancia de la evaluación en la Atención Primaria de Salud; y por último, describir y ejemplificar los diferentes aspectos estudiados de la evaluación, a saber: la supervisión, el impacto y el coste-beneficio.

A. Introducción

Tal como se expresa en la declaración de Alma Ata, ya mencionada, la Atención Primaria se ajusta al grado de desarrollo del país, e intenta ser un motor de desarrollo y no una losa, ya que reutiliza los esfuerzos (gastos que implica) para dinamizar económicamente la zona[82].

Entre los elementos conceptuales de la APS ya mencionados, decíamos que la atención primaria de salud debe ser:

> Programada y evaluable, se actúa mediante programas y protocolos, con objetivos bien definidos y por lo tanto de forma evaluable.

Este hecho de poder "revisar la propia actividad" implica un salto cualitativo de especial relevancia, con respecto a la anterior Atención Primaria Médica.

Como es sabido el proceso planificador es reorientado de forma continuada por la retroalimentación que la evaluación produce, en las diferentes fases, y el programa o servicio por la evaluación final.

En este capítulo intentaremos explicar de forma sencilla como programar las actividades versus los problemas de salud o las necesidades detectados.

B. Planificación. Concepto

Siempre hemos creído que la planificación, es una expresión humana de las más corrientes, y de tal forma la describíamos en nuestro libro "Una guía de Educación para la Salud, desde la mirada antropológica":

---

[82] Construcción del centro de salud, compras para su avituallamiento, residencia de personas con sueldo fijo...

Cuando hablamos de planificación, parece que esperamos que aparezca un yupi con traje negro de Adolfo Domínguez, corbata de seda y zapatos italianos a juego, con una sonrisa que haría las delicias de un publicitario de pasta dentífrica, hablando en inglés (cuando menos spanglish) armado con su ordenador portátil y acompañado de un secretario/a rubio/a (es obvio que ha de ser rubio/a) que le conecta el cañón para proyectar esos diagramas, gráficos,... etcétera; pero... ¡Ay!... qué desilusión, la mayoría de los planificadores realizan sus actividades en pantalón de pijama, bata o similares, [el por qué de ello es bien sencillo[83]]… porque un planificador sólo es un hombre o una mujer que ha de realizar sus cálculos a diario (planificación a corto plazo) para con sus recursos, dinero, el coche en el taller, el tiempo de que disponen, lograr unos objetivos en un tiempo determinado, es decir: entrar a trabajar antes de que te pegue la bronca el jefe, llevar a los niños al colegio, recoger el coche si ya está arreglado, pasarse por la tintorería, etc. Los lectores de estas páginas podrán decir, sin duda que existe una planificación de mayor calado (envergadura), por el tiempo y por los recursos que se movilizan que superan los del ámbito personal o doméstico, a lo cual debemos contestarles que no siempre es así, los grupos domésticos planifican a veces sus acciones no a medio sino a largo plazo, por ejemplo dedican hasta el 40 % de sus ingresos (método) de los siguientes treinta años a la compra de una vivienda, reducen gastos familiares para a medio plazo, responder a una demanda, por ejemplo, formativa de sus hijos, la universidad fuera de casa, etcétera.

Pretendemos con esta semblanza, hacerles ver –a nuestros lectores– que las personas sin imbuirnos en el estereotipo de un yupi, elaboramos programas en los cuales, contando con unos recursos definidos, intentamos alcanzar objetivos, en un

---

[83] Añadido por el autor.

tiempo determinado, mediante una serie de métodos y técnicas, y partiendo de un reconocimiento de la situación de partida"[84].

Tal como dicen Pineault y Daveluy, existen multitud de definiciones y cada uno de nosotros podría expresar la propia:

> Es difícil proponer una definición de la planificación que sea plenamente satisfactoria. Cada autor tiene la suya propia[85].

Abundando en el tema de la existencia de multitud de definiciones, nos aportan algunas de interés Gómez, L. I. y Aibar, C.[86], así:

> Existen multitud de definiciones y ninguna suficientemente apropiada para caracterizar totalmente la planificación. Son destacables, entre otras, las elaboradas por autores como Knox, que la definió como *"el proceso a partir del cual pueden escogerse entre medios alternativos para la obtención de los fines deseados"*; Spiegel para quien la planificación es el *"proceso por el cual las decisiones son transformadas en acciones"*, Pineault y Daveluy, quienes la han definido eclécticamente como *"un proceso continuo de previsión de recursos y servicios necesarios para conseguir los objetivos determinados según un orden de prioridad establecido, permitiendo elegir la o las soluciones óptimas entre muchas alternativas; esta elección toma en consideración el contexto de dificultades, internas o externas, existentes o previsibles en un futuro"*.

Por lo antedicho, debemos ver la planificación social en materia de salud, como el afrontamiento de las actuaciones a realizar sobre el complejo, formado por la salud, la enfermedad y los sistemas de cuidados, tanto para aportar soluciones a los problemas existentes, como para mejorar los niveles de eficacia

---

[84] BERNALTE, A.; MIRET, M. T. (2003).
[85] PINEAULT, R. DAVELUY, C.; 1994:12.
[86] En PIEDROLA, G. Y COLS; 1991:1361-1362.

y eficiencia de las actuaciones ya existentes o las que se pongan en marcha.

Nosotros realizaremos una definición que describa los aspectos, a nuestro entender, más importantes o esenciales de la planificación.

Si bien podemos entender la planificación, como una movilización de recursos con un objetivo, lo primero que parece darnos una certeza sobre que es y que no es, sería el aspecto temporal, planificar refiere a tiempo, a un devenir sobre el que vamos a actuar.

Lo segundo, que rezuman la mayoría de las definiciones, es que la planificación –en materia de salud– pretende subsanar problemas, cubrir necesidades o mejorar al menos la situación de partida, por lo tanto se orienta a unos objetivos que pretenden mejorar los determinantes de salud, en alguna medida.

Del aspecto anteriormente mencionado se desprende el tercero, la planificación implica una orientación dinámica, se planifica para actuar; y esto nos lleva al cuarto aspecto, que es la búsqueda, revisión, evaluación y elección de alternativas existentes para conseguir aquello que pretendemos, o las que podemos crear al efecto.

El quinto aspecto es la comprensión de que la planificación no es un coto cerrado de un tipo de profesionales, sino que es una actividad en la que coincidimos a modo de compañeros de viaje, diferentes profesionales, por eso se habla de multidisciplinariedad[87].

El sexto aspecto acompaña siempre a la planificación, es parte de ella y la convierte en un movimiento continuo de ajuste y corrección, si procede, del plan, es nada más y nada menos, que la evaluación.

---

[87] La multicisciplinariedad enriquece el proceso de planificación, pero complejiza a su vez el mismo, por la utilización de códigos (conceptos) diferentes.

C. TIPOLOGÍAS

Podemos ver la planificación sanitaria como una parte de la planificación social, referida a temas relacionados con:

a. La enfermedad y la muerte.
b. La salud.
c. Los procesos de atención a los enfermos.
d. Los recursos financieros y materiales para las Instituciones sanitarias.
e. La formación de recursos humanos tanto en cuanto a generalistas como a especialistas en esta área, y desde el nivel de formación profesional, hasta el tercer ciclo universitario.

Las taxonomías de la planificación están estructuradas en base a relacionar la misma con los fines, niveles, enfoques, perspectivas, métodos, etcétera, nosotros vamos a mencionar algunas[88], así:

- Planificación según la perspectiva institucional (organizacional) o poblacional.
- Planificación según la perspectiva racional o pragmática.
- Planificación según el contexto sociopolítico.
- Planificación según el nivel o extensión del proceso.

A continuación expondremos brevemente una de estas tipologías, que personalmente nos parece más adecuada:

Planificación según el nivel o extensión del proceso. Al referirnos a esta tipología diremos que su condicionante a la hora de clasificar los diferentes tipos de planificación son los objetivos, dependiendo de cada nivel de objetivos se define un tipo de planificación:

- *Las metas*, que exigen definir la orientación de las acciones a modo de guía o camino para resolución

---

[88] PINEAULT, R; DAVELUY, C.; 1994:11-38.

de los problemas que afectan a una sociedad, definen la **planificación normativa o legislativa**, que en nuestro contexto autonómico sería obligación de la Junta de Andalucía y el Parlamento andaluz; las metas son llamadas"*imágenes horizonte*", y son un marco para dar coherencia a todo el resto de las acciones como ejemplos: ...*estas metas, denominadas también "mágenes horizonte", sería mejorar la calidad asistencial del sistema sanitario, conseguir la universalidad de la asistencia, o aumentar la accesibilidad.* (GÓMEZ, L. I.; AIBAR, C. Y COLS.; 2002.

- *Los fines*, donde las ideas que orientan la labor normativa se pasan del mundo de estas al mundo de la praxis, definen un plan director de las actuaciones, a este nivel, lo denominaremos: planificación estratégica, cuyo desarrollo es obligación del Servicio Andaluz de Salud, que podíamos objetivarlo en Planes de salud.

- *Los objetivos generales*, generan programas de actuación o servicios a ofertar por las empresas de Atención Primaria y de Atención Especializada, que en nuestro ámbito se desarrollan y se adaptan a los centros específicos y a la población por ellos atendida, por medio de objetivos específicos, conformando lo que se denomina una planificación táctica, quizás a este nivel podríamos hablar de la cartera de servicios.

- *Los objetivos operacionales*, que son, en esencia, "la traducción" de los anteriores al día a día de los Servicios y Centros de Salud, por medio de protocolos u otros instrumentos similares, se denomina planificación operativa.

D. FASES DE LA PLANIFICACIÓN

Coincidimos con Pineault y Daveluy que la planificación conlleva una fase previa, que algunos autores diferencian de la planificación, que consiste en Identificar los problemas de salud y las necesidades, para luego determinar las prioridades; nosotros consideramos que es parte de la planificación, si aceptamos esta consideración, el proceso de planificación estaría dividido en las siguientes etapas:

- Diagnóstico de la situación de partida y establecimiento de metas, lo que denominamos identificación de los problemas de salud y determinación de las prioridades, etapas que deben ser desarrolladas a nivel de planificación normativa.
- Fijación de los fines, versus estas líneas maestras que establecen las metas, que parten de la planificación normativa, esto da lugar a la planificación estratégica.
- Fijación de los objetivos generales y específicos, una vez definida en la praxis, mediante fines, el tipo y alcance de los mismos, se deben traducir en objetivos generales y específicos, mediante la planificación táctica.
- Determinación de actividades para alcanzar los objetivos, como podemos observar es necesario elegir las actividades más eficaces y eficientes para conseguir los objetivos, dentro de la planificación táctica.
- Estudio de los recursos existentes, y su reserva legitima, para la previsión de los necesarios, así finalizamos la planificación táctica.
- Fijación de los objetivos operacionales, tal como definíamos es establecer que se debe realizar y quien tiene que hacerlo, lo que denominamos la planificación operativa.
- Puesta en marcha del programa o servicio. Que se realiza a nivel operativo.

- Evaluación, que puede realizarse tanto en el nivel operativo como en otros niveles, y a lo largo del proceso, y también de forma finalista.

E. LA EVALUACIÓN

La evaluación, aún la auto-evaluación, es observada con una cierta suspicacia por lo que supone de control; pero también debido a que puede suponer "un peligro" para el plan, ya que la observación y análisis del proceso evaluador actúan sobre todas las partes de la planificación produciendo un feed-back reorientador del proceso.

Así la evaluación podemos concretarla en una observación del programa, como toma de datos que se transforman en información, que es comparada con el plan directamente o mediante indicadores con unos patrones que se han fijado como normas o estándares.

La forma que sugerimos para la evaluación no es única pero se adapta bien a los servicios de salud, se basa en tres niveles de evaluación, a saber:

a. Supervisión.
b. Impacto.
c. Coste-beneficio.

F. ASPECTOS DE LA EVALUACIÓN

La supervisión toma información sobre el proceso y escudriña tres grandes interrogantes:

- *¿Se realizan las acciones tal y como se habían diseñado?* A modo de ejemplo si nosotros establecemos un programa de atención a la embarazada, que se debe hacer un control ecográfico al sexto mes, y no se les está realizando (sea por la razón que sea), lo que descubrimos es que no se está dando el servicio como se había establecido, lo cual no sólo supone una merma de la calidad de la atención, sino que produce un aumento del riesgo para la mujer.

- *¿Se ha dotado de los medios necesarios, establecidos en la programación, para dar la calidad diseñada en el plan?* Cuando se establece que para realizar una exploración ginecológica es necesaria un tipo de camilla especial, la ausencia de este medio implica una disminución de la calidad.

- *¿Se dan los servicios a la población para la cual se había diseñado?* Nos gusta explicar un ejemplo jocoso sobre el tema sucedido en algunas consultas de enfermería para el control y seguimiento de crónicos, de los años 1985 y siguientes donde la población atendida o remitida para atender, no cumplía "exactamente" los criterios por un problema diríamos lingüístico, algunos médicos se confundían entre dos términos: pesado y obeso, remitiendo a la consulta de enfermería, pesados en vez de obesos. Independientemente de estos casos atípicos, hemos podido encontrar y hay que tenerlo en cuenta, que la población, por ejemplo rural, acude menos a ciertos programas como los preventivos que programas de atención a patologías u otros.

El impacto de un programa o servicio, consiste en observar la información, y determinar el grado de consecución de los objetivos, comparándolo a nivel de cantidad y cualidad con lo definido en esos objetivos que se fijaron[89]; es importante

---

[89] N.AA. Se debería siempre desligar en ese grado de consecución aquella parte de los objetivos que no podemos demostrar que hayan sido conseguidos por nuestra actuación.

conocer si el "éxito" es debido a nuestro programa o a otras circunstancias, para ello se debería realizar primero una investigación evaluativa para conocer tanto el problema sobre el que actuamos como su proyección, quizás con un pequeño ejemplo podremos ver su importancia:

> En la planificación de las actividades del Distrito X nuestro epidemiólogo, nos lanza un reto disminuir las tasas de mortalidad en un 0,5 por 10000 en el Distrito, mediante una campaña de formación continuada de todos los médicos sobre las primeras causas de mortalidad que afectan a la población a su cuidado en el Distrito de APS, en principio a todos nos parecería interesante bajar las tasas de mortalidad como objetivo, y nos parece congruente formar a nuestros médicos más intentándolos motivar para que actúen sobre los riesgos que conducen a esas causas de muerte. Pasado un año, nuestro epidemiólogo nos presenta las tasas de mortalidad del año anterior y las del año en que el ha estado realizando esa actuación educativa programada con los médicos de familia, y para sorpresa nuestra no solo ha disminuido en un 0,5 x 10000, sino que ha superado su previsión dado que la mortalidad ha disminuido en un 0,6 x 10000, todos estamos contentísimos por nuestra población y por él y por el éxito de su intervención, pero... imaginémonos que si hubiéramos estudiado la tendencia de la mortalidad utilizando los datos por ejemplo de los últimos 20 años, quizás nos habríamos dado cuenta que la disminución esperada era de un 0,8 x 10000, y que por lo tanto no había sido el programa del epidemiólogo el que había producido el impacto deseado, sino otras causas. (BERNALTE, A:).

Sobre el coste-beneficio, que quizás es la valoración con menos experiencia o desarrollo histórico, dentro del subsistema sanitario, diremos que muchas veces se realiza por aproximación, ya que no es posible comparar todos los costes ni cuantificar todos los beneficios, algunas posibilidades que se plantean es realizar mediciones parciales que podamos comparar con estándares o normas, como por ejemplo el coste del alta de enfermería, comparando en cada centro los costes de personal de enfermería por cada alta de enfermería dada en un período, y / o con el promedio de los centros de su distrito sanitario para el mismo período.

Sin embargo y con carácter general podemos relacionar algunos costes susceptibles de ser controlados, gracias a la gestión descentralizada de los centros de salud y las historias de atención primaria de salud:

- Costes generales, nos referimos a limpieza, luz, agua, teléfono (si se utiliza en el programa), etc.; la aplicación por ejemplo a una consulta de enfermería para curas, inyectables,... la realizaríamos en el caso de la limpieza asignando primero las horas de utilización del espacio para esa actividad y el número de metros, y dado que la limpieza se contrata por turnos y metros cuadrados, podíamos asignar el costo aproximado de esa consulta en cuanto a limpieza; y de forma parecida en los otros parámetros.

- Costes generales de personal del servicio, para ello es necesario saber quienes realizan el trabajo: enfermeros solamente, tienen algún auxiliar de enfermería, y cuanto tiempo dedican todos los que trabajan en ella, si conocemos el tiempo que dedica cada tipo de profesional de enfermería a esa consulta, calculando que su sueldo implica 37,5 horas semanales, por medio de una regla de tres nos podemos aproximar al coste en personal.

- Costes de material, fácilmente analizables por los pedidos que se realizan y el conocimiento de los precios, a lo que ayuda la gestión descentralizada.

En cuanto a los beneficios podríamos describirlos en cuanto a disminución de coste por enfermo, disminución del coste total del servicio, aunque en ciertos programas el conocimiento de algunos estándares ayuda a conocer los beneficios de una forma más tangible, por ejemplo en el caso de los crónicos, su seguimiento disminuye el consumo de medicamentos, también lo hace la normalización de su estado, la falta de recaídas produce una disminución de atención de urgencias en el hospital, de ingresos hospitalarios es decir de estancias, y dado que conocemos tanto el precio de las técnicas que se le aplican, como del día promedio de estancia posemos calcular el beneficio producido, al que podríamos añadir la disminución de visitas a consulta.

G. Dudas sobre el texto

H. Bibliografía

BERNALTE, A.; LAFLOR, M. V. (1985). "Bases para el planteamiento de programas en promoción de la salud". Revista Rol, Año VIII, Nº77. Enero.

BERNALTE, A.; MIRET, M. T. (2003). "Una guía de Educación para la Salud desde la mirada antropológica". Cádiz. Servicio de publicaciones de la Universidad de Cádiz. Pp. 106-139.

BERNALTE, A. Y COLS. (1997). Enfermería en Atención Primaria. El Puerto de Santa María. Distritos de Atención Primaria de la Provincia de Cádiz. Pp. 34-38.

BERNALTE, A. Y COLS. "Análisis situacional de los municipios más poblados de la provincia de Cádiz". Rev. Enfermería Científica. Nos. 123. Junio 1992. PP. 29-32.

BERNALTE, A. Y COLS. "Análisis de la problemática de salud de la Zona Básica de Salud "Rodríguez Arias". Rev. Enfermería Científica. Nos. 176-177. Noviembre-Diciembre 1996. PP50-52.

GÓMEZ, L. I. Y AIBAR, C. "La planificación en salud pública" en PIEDROLA, G. (1991). "Medicina Preventiva y Salud Pública". Barcelona. Eds. Masson - Salvat. Pp. 1361-1363

PINEAULT, R; DAVELUY, C. (1994). "La planificación sanitaria. Conceptos, métodos y estrategias". Barcelona. Ed. Masson. Pp. 12-37.

LAFLOR, M.V. Y COLS. "Evaluación del Programa de Consulta de enfermería en la Zona Básica de Salud de El Puerto de Santa María Norte". Rev. Enfermería Científica. Nos. 76-77. Julio - Agosto 1988. PP. 47-57.

1. Preguntas de autocomprobación

1ª Realiza una definición propia de planificación que describa aquellos aspectos importantes de la misma.

2ª Describe como estudiante, mediante un ejemplo, la actividad planificadora como una actividad humana o del día a día.

3ª Explicar que es la planificación según el nivel o extensión del proceso.

4ª Describe las fases de la planificación y relacionarlas con el nivel de planificación.

5ª Explica la importancia de la evaluación en la Atención Primaria de Salud.

6ª Describe y ejemplifica los aspectos de la evaluación, a saber: la supervisión, el impacto y el coste-beneficio.

J. Contestar preguntas de autocomprobación

1ª Realiza una definición propia de planificación que describa aquellos aspectos importantes de la misma.

____

____

____

____

____

____

____

____

____

____

2ª Describe, como estudiante, mediante un ejemplo, la actividad planificadora como una actividad humana o del día a día.

____

____

____

____

____

____

____

____

3ª Explicar qué es la planificación según el nivel o extensión del proceso.

4ª Describe las fases de la planificación y relacionarlas con el nivel de planificación.

5ª Explica la importancia de la evaluación en la Atención Primaria de Salud.

6ª Describe y ejemplifica los aspectos de la evaluación, a saber: la supervisión, el impacto y el coste-beneficio.

K. OBSERVACIONES A LAS PREGUNTAS DE AUTOCOMPROBACIÓN

Tema VII

CARTERA DE SERVICIOS.
SERVICIO ANDALUZ DE SALUD

ÍNDICE

Introducción. El Servicio Andaluz de Salud. La Cartera de Servicios como instrumento. Análisis de la Cartera de Servicios del SAS. La cartera de servicios de atención primaria. Descripción de los servicios. Dudas sobre el texto. Bibliografía. Preguntas de autocomprobación. Contestar preguntas de autocomprobación. Observaciones a las preguntas de autocomprobación.

El tema intenta, de forma breve, abarcar y explicar la Cartera de Servicios del Servicio Andaluz de Salud. La mostraremos como un instrumento de trabajo en gestión y en la práctica asistencial, ya que recoge todas las actividades científico-técnicas y administrativas que se realizan en cada uno de los centros del SAS.

Esta organización en su aproximación al enfoque empresarial debía establecer que actividades y servicios era capaz de ofrecer a la población, con un trasfondo de calidad importante y con un rigor acorde con lo que un Sistema Sanitario Público de un país desarrollado exige.

El alumno al finalizar el tema deberá ser capaz de conocer: las carteras de servicio del Servicio Andaluz de Salud; los grandes rasgos la Cartera de Servicios de Atención Primaria (CISAP); y la tendencia actual hacia la descripción por procesos asistenciales integrados.

A. Introducción

En un país como el nuestro ha habido "objetos" totalmente disociados con la claridad y los taquígrafos, en el caso de la atención sanitaria todo trabajador en España rea obligado a pagar un concepto denominado seguridad social, que todo el mundo parecía atribuir al pago por la atención médica, sin embargo esto no era totalmente así, podíamos decir que una cuarta parte de ese dinero se dedicaba a la asistencia sanitaria, pero el setenta y cinco por ciento era para las pensiones, esto no se explicitaba y en la nómina no se diferenciaba.

El sistema de seguridad social, con superávit hasta el año 1976, financiaba las pérdidas de los sectores industriales del INI deficitarios, léase SEAT, y Astilleros entre otros, por dictatorial decreto, pero sin entrar en esa oscuridad pasmosa, tenemos que decir que la obligatoriedad de pagar un seguro denominado obligatorio de enfermedad, no era correspondido con –al menos– una declaración contractual por la otra parte de que servicios disponías o podías demandar; creo que esto explica por si solo el retraso de nuestro sistema como empresa de servicios de salud.

La actuación de cualquier empresa, sea de servicios de salud u otros, en este mundo moderno pasa obligatoriamente por difundir cuales son los servicios que oferta, es obvio que en la actualidad los servicios autonómicos están poniendo el énfasis en el desarrollo de las denominadas Carteras de servicios, donde se le explica al ciudadano y al cliente interno (profesionales) no solo los trámites, para llegar a los servicios, sino que implican los mismos, las condiciones mínimas de calidad, etcétera.

B. El Servicio Andaluz de Salud

El Servicio Andaluz de Salud es uno de los servicios autonómicos de salud más antiguos de nuestro país, lo que conlleva un desarrollo importante y marca algunas diferencias con los demás servicios de salud.

Se compone principalmente de dos redes, atención primaria y atención especializada, ambas comparten otras estructuras del sistema, como pueden ser los CRTS (centro regional de transfusión sanguínea), los SS. CC. (servicios centrales del SAS) y algunas otras estructuras menores dentro del sistema.

Muy cercanos pero no pertenecientes al SAS son las llamadas empresas públicas, que son empresas con capital público y gestión privada, con una forma jurídica totalmente diferente al SAS, pero que prestan sus servicios dentro del Servicio Sanitario Público Andaluz, como la Empresa Pública de Emergencias.

La estructura de atención primaria está compuesta por los consultorios y centros de salud, y sus profesionales son responsables de la salud de la población que habita en una zona básica y estas a su vez se agrupan para formar los Distritos que son las unidades fundamentales de actuación, de gestión y planificación.

Así mismo existe una estructura en los servicios centrales del Servicio Andaluz de Salud (SAS) dedicada a la atención primaria.

La atención especializada se conforma esencialmente por la red hospitalaria de la comunidad, con 29 hospitales de titularidad pública, pertenecientes al SAS.

Entre ambos niveles (atención primaria y atención especializada) existe una cooperación necesaria para la continuidad de servicios a los clientes, así mismo servicios centralizados de la atención especializada como los laboratorios, que realizan el análisis de muestras extraídas en los centros de salud.

c. La Cartera de Servicios como instrumento

Cualquier empresa que se precie y esté basada en leyes empresariales formales, posee como documento esencial, la cartera de servicios; es decir, aquello que es el fin en si misma de la empresa, para lo que se ha creado, o lo que es igual, un documento que nos dice que servicios o productos produce esa empresa, y en definitiva que nos puede ofrecer como clientes.

Si nos centramos en una empresa de servicios que no produce nada que parezca tangible, que es el caso del SAS, sino que presta servicios en este caso de salud, la cartera se convierte en un instrumento más valioso si cabe, es nuestro catálogo de productos.

Con la cartera tendremos informados a todos nuestros clientes de lo que les podemos ofrecer. De aquí la importancia de su actualización constante y su máximo detalle; su meta es homogeneizar los cuidados e intervenciones en salud, y garantizar, por tanto, una mayor equidad en la atención sanitaria.

La cartera de servicios del SAS es un documento que recoge el conjunto de actividades científico-técnicas y administrativas que se realizan en el SAS, estableciendo y unificando criterios de puesta en práctica, para que se consiga una producción enmarcada en los objetivos del SAS. Estos objetivos están recogidos de forma expresa en el Plan andaluz de Salud, el Contrato Programa entre la Consejería de Salud y el SAS, el Plan Estratégico, el Plan de Calidad y el Contrato Programa de los Distritos de Atención Primaria y los Hospitales.

D. Análisis de la Cartera de Servicios del SAS

En el ámbito del Sistema Sanitario Público de Andalucía (SSPA) se dispone, en la actualidad, de dos carteras de servicios diferenciadas por niveles asistenciales, a saber:
- Cartera de Servicios de Atención Primaria (CSAP).
- Cartera de Servicios de Asistencia Especializada (CSAE).

Debemos comentar que se tomó la decisión de hacer coexistir las Carteras de Servicios, con la que definitivamente será la Cartera de procesos asistenciales integrados, y se ha estado trabajando en la ella, la que será en breve uno de los referentes para el Sistema Sanitario Público de Andalucía. Sin embargo, en el momento de la elaboración de este documento, no se ha concluido aún esa Cartera de Servicios Única (CSU).

E. La cartera de servicios de Atención Primaria

El CSAP se articula en Programas de Salud e incluye: criterios de definición; de población diana; indicadores de cobertura y seguimiento; estándares de calidad y especificaciones de los sistemas de información y de registros en los que se apoya.

Aunque tiene un carácter de homogeneidad y uniformidad en su distribución por distritos, al ser equivalente el nivel de atención, entre estos varía el grado de implantación alcanzado.

La estructura de la Cartera de Servicios permite consultar de forma fácil a todos los usuarios potenciales de la misma, como son: los usuarios, los profesionales, los gestores y los directivos.

Diferenciaremos entre las unidades clínicas (A) y los dispositivos de apoyo del distrito (B); Para cada actividad se describirá lo anterior.

A. Servicios de unidades clínicas y equipos básicos de atención primaria:

- Atención sanitaria en consulta:
  - Medicina general
  - Pediatría
  - Enfermería

- Atención sanitaria en Urgencias:
  - Urgencias en el centro
  - Urgencias en el domicilio
- Seguimiento de embarazo:
  - Educación maternal
  - Seguimiento de embarazo normal
  - Atención puerperal
- Seguimiento de la Salud infantil:
  - Detección precoz de metabolopatías
  - Vacunaciones infantiles
  - Seguimiento de la salud infantil
  - Salud escolar
- Planificación familiar:
  - Planificación familiar
- Atención Sanitaria a Problemas Específicos:
  - Atención al alta hospitalaria
  - Atención a personas inmovilizadas
  - Atención a personas en situación terminal
  - Atención de ancianos de riesgo
  - Atención de ancianos residentes en instituciones
  - Valoración de necesidades de cuidados domiciliarios y de cuidados a cuidadores
- Atención de personas con procesos crónicos:
  - Atención a personas con hipertensión arterial
  - Atención a personas con Diabetes (tipo I y II)
  - Atención a personas con EPOC
  - Atención a personas VIH +
  - Atención a personas con asma
  - Atención a personas poli-medicadas
  - Atención a personas fumadoras
  - Atención a personas en tratamiento anticoagulante oral
- Inmunizaciones No sistemáticas:
  - Inmunizaciones contra la gripe

- Inmunización contra el tétanos y la difteria
- Inmunización contra la hepatitis B
- Cirugía Menor.
- Detección Precoz del Cáncer de Mama.
- Atención al Climaterio.
- Atención a la Tuberculosis.
- Atención a los Problemas de Salud de los Jóvenes.
- Salud Mental.
- Atención a Personas en Riesgo Social

B. Dispositivos de apoyo del distrito

- Salud Bucodental:
  - Tratamiento de procesos agudos bucodentales
  - Cirugía oral
  - Seguimiento de la salud bucodental en embarazadas
  - Actividades de promoción y prevención de la salud bucodental en la escuela
  - Programa de asistencia bucodental para la población de 6 a 15 años
  - Asistencia bucodental a personas con discapacidades
- Fisioterapia y Rehabilitación.
- Control de Enfermedades de Transmisión Sexual.
- Servicios de Salud Pública:
  - Vigilancia epidemiológica
- Servicios de Salud Alimentaria y Ambiental:
  - Control de aguas de consumo
  - Higiene de los alimentos
  - Control de establecimientos públicos no alimentarios
  - Control de zonas de baño continentales y marítimas
  - Saneamiento ambiental (control de residuos sólidos, líquidos y gaseosos).

F. Descripción de los servicios

Dicha cartera de servicios, se estructura como sigue.

La oferta se compone en cada una de sus actividades, como mínimo de:

- la descripción del servicio.
- lo que se incluye en el mismo (criterios de inclusión).
- lo que se excluye (criterios de exclusión).
- los criterios mínimos de la oferta.
- el sistema de información y registro.
- la población diana.
- los indicadores.
- la bibliografía.

G. Dudas sobre el texto

____

____

____

____

____

____

____

____

____

H. Bibliografía

Consejería de Salud.(1993). "I Plan Andaluz de Salud". Sevilla. Junta de Andalucía.

Consejería de Salud (1999). "II Plan Andaluz de Salud". Sevilla. Junta de Andalucía.

Servicio Andaluz de Salud (2001). "Contrato Programa de Distrito de Atención Primaria 2001-2004". Sevilla. Consejería de Salud. Junta de Andalucía.

Consejería de Salud (2000). "Plan de Calidad. Nuevas Estrategias para la Sanidad Andaluza". Sevilla. Junta de Andalucía.

Consejería de Salud (2001). "Guía de Diseño y mejora continua de procesos asistenciales: calidad por sistema". Sevilla. Junta de Andalucía.

Servicio Andaluz de Salud (2003). "Cartera de Servicios de Atención Primaria 2003". Sevilla. Consejería de Salud. Junta de Andalucía.

Real Decreto 63/1995, de 20 de enero, sobre ordenación de prestación sanitaria del Sistema Nacional de Salud. BOE nº 35 de 10 de febrero de 1995.

Decreto 137/2002, de 30 de abril, de apoyo a las familias andaluzas. BOJA nº 52 de 4 de mayo de 2002.

I. Preguntas de autocomprobación

1ª Definir que es una cartera de servicios.
2ª Saber diferenciar la CSAP de la CSAE.
3ª Conocer los contenidos mínimos de cada servicio reflejado en la cartera de servicios.
4ª Conocer que será la Cartera de Servicios Única (CSU).

J. Contestar preguntas de autocomprobación

1ª Definir que es una cartera de servicios.

2ª Saber diferenciar la CSAP de la CSAE.

3ª Conocer los contenidos mínimos de cada servicio reflejado en la cartera de servicios.

4ª Conocer qué será la Cartera de Servicios Única (CSU).

K. Observaciones a las preguntas de autocomprobación

Servicios y programas de salud: en el área materno-infantil

Índice

El tema nos introduce en una parte de la atención primaria que se considera particularmente importante, es decir, todo lo relacionado con la madre y el producto, exige un tratamiento prioritario en el escalón de la atención primaria, ya que nos estamos jugando el futuro.

En este momento se está produciendo un cambio profundo en la estructuración de los servicios en atención primaria, se está pasando de trabajar por programas de salud a trabajar por procesos asistenciales. Esto implica una gran exigencia en los niveles de calidad y una coordinación de los distintos niveles asistenciales lo con todo lo que comporta un cambio en la forma de trabajar.

El alumno al finalizar el tema deberá ser capaz de: identificar los servicios y los programas del área materno-infantil que se prestan en atención primaria; conocer las actividades que se engloban en los denominados servicios y programas

> del área materno-infantil; y conocer los datos de actividad
> y los indicadores que se utilizan para la evaluación cuan-
> titativa y cualitativa de los servicios y programas del área
> materno-infantil.

A. INTRODUCCIÓN

Nos vamos a referir a la organización de las actividades en el
marco geográfico de la comunidad autónoma andaluza, por
dos motivos: el primero es que las carteras de servicios de los
diferentes servicios autonómicos son muy parecidas, lo cual
es bastante obvio dado que la morbi-mortalidad en España,
es en general, muy parecida; y en segundo, porque el hecho
de que los centros de salud en Andalucía sean centros integrales, condiciona una amplia oferta de actividades para todas
las fases del ciclo vital, independientemente del género u otras
diferencias.

La importancia de la oferta de servicios dirigidos a este seg-
mento de la población tiene una componente de tipo demográfico, no hay más que apreciar la evolución de la representación
gráfica de la población por grupo de edad y sexo, para ver el
envejecimiento poblacional. (Ver gráfico 2 en pág. sgte.).

Los datos sobre la fecundidad (comportamiento reproductivo) resultan también clarificadores, las mujeres tenían de
promedio en el año 1980, en Andalucía, 2,7 hijos; en el año
2004 esta cifra había descendido a 1,36, es decir a la mitad,
llegando en poblaciones a ser menor de 1 lo cual significa que
las reproductoras ni se sustituyen a sí mismas.

Este, como los temas que desarrollaremos a continuación,
pretenden ubicar al alumno en la realidad de las actividades
que se realizan en los centros de salud de la comunidad autónoma en la que viven y hacen prácticas, y que vienen ca-

Gráfico 2

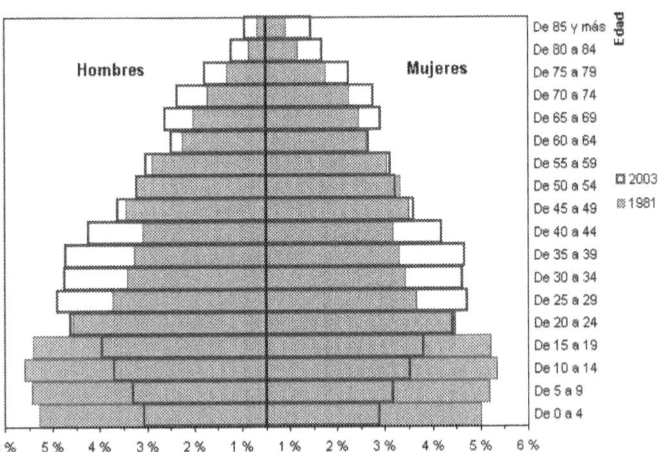

racterizadas en las Carteras de Servicios del servicio Andaluz de Salud, en este caso en la Cartera de Servicios de Atención Primaria (CSAP).

La orientación actual hacia la gestión por procesos, hace que debamos conocer someramente en que consiste esta:

> Que no es ni más ni menos que una herramienta con la que se analizan los diversos componentes que intervienen en la prestación sanitaria, para ordenar los diferentes flujos de trabajo de la misma, integrar el conocimiento actualizado y procurar cierto énfasis en los resultados obtenidos, teniendo en cuenta las expectativas que tienen los ciudadanos y profesionales, e intentando disminuir la variabilidad de las actuaciones de estos últimos hasta lograr un grado de homogeneidad razonable.

De cada proceso conoceremos pues:
- Definición.
- Los criterios mínimos de la oferta.
- La población diana.

- El sistema de información y registro.
- Los indicadores.

B. PROGRAMAS Y SERVICIOS DEL ÁREA MATERNAL

- Proceso Asistencial Integrado de Embarazo Parto y Puerperio
- Seguimiento de la Salud Bucodental en embarazadas.

PROCESO ASISTENCIAL INTEGRADO DE EMBARAZO, PARTO Y PUERPERIO

Definimos funcionalmente el proceso de embarazo, parto y puerperio, como el proceso por el que, tras el deseo expreso de gestación por parte de la mujer o el diagnóstico de embarazo, se programan las actividades para su seguimiento de forma integrada entre los profesionales de Atención Primaria y Especializada, fomentando la participación de la mujer en el desarrollo del mismo.

El fin de este proceso es la mejora del nivel de salud de las madres y de sus hijos; los objetivos entre otros, son:

- Disminuir el riesgo a lo largo de todo el proceso fisiológico, mediante la realización de controles periódicos.
- Mejorar los conocimientos de la embarazada sobre el embarazo, sobre el parto, y las medidas higiénico-dietéticas para el cuidado del niño.
- Preparar a la madre para el parto.
- Reducir los nacimientos a pretérmino.
- Promocionar la lactancia materna.
- Implicar la participación activa de la pareja en el proceso.

Educación maternal

Actividad educativa en grupo que se oferta a mujeres embarazadas y sus parejas, con el objetivo de mejorar la vivencia del embarazo, preparar para el momento del parto e iniciar los cuidados al recién nacido.

Criterios mínimos de oferta

Grupos de mujeres embarazadas, preferentemente, en su 3er. trimestre de gestación y sus parejas si desean participar:

- Impartir al menos tres sesiones educativas por mujer gestante.
- Registro de las actividades de Educación Maternal en la Historia de Atención Primaria y en el Documento de salud de la embarazada.

Población diana

Total de gestantes (generalmente su estimación para la obtención de indicadores se realiza mediante los nacidos vivos del año anterior).

Sistema de información y registro

- Libro de Registro de Actividades de Educación Maternal.
- Documento de Salud de la embarazada.
- Historia de Atención Primaria Informatizada (DIRA-YA).
- Registros del Sistema de Información y Gestión de Atención Primaria (SIGAP).

Indicadores

- Cobertura general de educación maternal:

    Nº total de gestantes que reciben educación maternal en el año X 100

    Nº total de niños nacidos vivos.

- Cobertura eficaz de Educación maternal:

    Nº total de gestantes que realizan 3 o más sesiones de educación maternal en el año X 100

    Nº total de niños nacidos vivos.

Seguimiento de embarazo normal

Atención sanitaria que se oferta a las mujeres embarazadas y a sus parejas durante el período de gestación, de manera coordinada y protocolizada con Atención Especializada.

Criterios mínimos de la oferta

El seguimiento deberá incluir:
- Primera visita antes de la 12ª semana de gestación.
- Evaluación del riesgo obstétrico en todas las visitas.
- Al menos cinco controles prenatales.
- Analítica de sangre: general, bioquímica y serología.
- Test de O'Sulllivan. Curva de glucemia.
- Analítica de orina: sedimento y cultivo.
- Al menos tres ecografías y dos visitas al segundo nivel.
- Cribaje de estreptococo del grupo B en el tercer trimestre (35-37 semana s de gestación)
- Educación maternal y plan de cuidados en cada visita.
- Registro de las actividades de Seguimiento de embarazo en la Historia de Atención Primaria y en el Documento de Salud de la Embrazada.

Población diana

Total de gestantes (generalmente su estimación para la obtención de indicadores se realiza mediante los nacidos vivos del año anterior)

Sistema de información y registro

- Historia de Atención Primaria.

- Hoja de atención a la Embarazada.
- Documento de Salud de la embarazada.
- Historia de Atención Primaria Informatizada (DIRA-YA).
- Registros del Sistema de Información y Gestión de Atención Primaria (SIGAP).

Indicadores

- Captación de embarazo

  Nº total de primeras visitas realizadas en el año X 100

  Nº total de niños nacidos vivos.

- Captación precoz

  Nº total de primeras visitas realizadas antes de la 12ª semana de gestación, en el año X100

  Nº total de primeras visitas

- Cobertura general de embarazo

  Nº total de gestantes con cinco visitas o más en el año X 100

  Nº total de niños nacidos vivos.

- % de serología de Hepatitis B en el 3er. trimestre de gestación

  Nº total de solicitudes de serología de Hepatitis B en el 3er. trimestre de gestación a las gestantes que realizan el seguimiento de su embarazo en el distrito, en el año X 100

  Nº total de niños nacidos vivos.

Atención puerperal

Visita protocolizada que se realiza a la puérpera y al recién nacido, con objeto de valorar la situación de salud de ambos.

Criterios mínimos de oferta

Realización de una visita puerperal dentro de los 15 días inmediatamente posteriores al parto, debiendo incluir la visita:

- Exploración de la puérpera. Valoración de su estado de ánimo.
- Exploración del recién nacido.
- Promoción de la lactancia materna.
- Educación sanitaria sobre los cuidados de la puérpera y del recién nacido.
- Derivación a otros servicios: Metabolopatías, Vacunaciones, Salud infantil, y Planificación familiar.
- La oferta de visita se realiza en el centro o en el domicilio. La visita en el domicilio se ofertará, preferentemente, a las mujeres con puerperio de riesgo.
- Registro de las actividades de atención puerperal en la Historia de Atención Primaria y en el Documento de Salud de la Embarazada.

Población diana

Total de puérperas. Se estima por el número total de niños nacidos vivos en el año anterior.

Sistema de información y registro

- Historia de Atención Primaria.
- Hoja de atención a la Embarazada.
- Documento de Salud de la embarazada.
- Historia de Atención Primaria Informatizada (DIRAYA).

- Registros del Sistema de Información y Gestión de Atención Primaria (SIGAP).

Indicadores

- Cobertura general de puerperio:

  Nº total de puérperas visitadas en el año X 100

  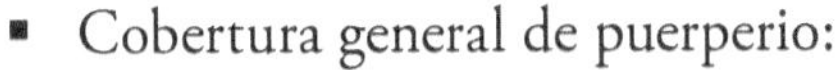

  Nº total de niños nacidos vivos.

- Cobertura eficaz de puerperio:

  Nº total de puérperas visitadas en los quince primeros días después del parto, en el año X 100

  Nº total de niños nacidos vivos.

- % de puérperas visitadas a domicilio:

  Nº total de puérperas visitadas a domicilio, en el año X 100

  Nº total de puérperas visitadas

SEGUIMIENTO DE LA SALUD BUCODENTAL EN EMBARAZADAS

Este es un subprograma de Salud Bucodental que se considera de especial interés por la alta prevalencia e incidencia de patologías encontradas en la embarazada a durante el período de gestación.

Definiremos como toda aquella atención de odontología que se presta a cualquier gestante que precisa revisión bucodental preventiva.

Incluye:

- Educación para la Salud

- Exploración bucodental preventiva en el primer trimestre de gestación
- Exodoncias y demás medidas terapéuticas.
- Uso de fluor y clorhexidrina.

El indicador que utilizaremos será cobertura de salud bucodental de las embarazadas.

c. Programas y servicios del área infantil

- Detección Precoz de Metabolopatías
- Vacunaciones Infantiles
- Seguimiento de la Salud Infantil
- Salud Escolar
- Programa de Salud Bucodental

Detección Precoz de Metabolopatías

Cribaje sistemático para detección de errores innatos del metabolismo (hipotiroidismo y fenilcetonuria), con objeto de prevenir enfermedades que son causa de subnormalidad.

Criterios mínimos

- Toma de muestra sistemática a todos los recién nacidos. En APS se realiza entre el 5º y el 7º día de vida, preferentemente el 5º día (se debe realizar aunque sea más tarde).
- Correcta cumplimentación de todos los datos de la ficha de metabolopatías (en mayúsculas).
- Envío inmediato de la ficha y de la muestra. En ningún caso se almacenarán o se retendrán las muestras.

Sistema de información y registro

Ficha de registro de datos de metabolopatías y sobre con franqueo en destino para remitir al apartado de correos correspondiente.

Población diana

Total de niños vivos nacidos el año.

Indicador

- Detección precoz de metabolopatías:

  Nº total de niños recién nacidos a los que se realiza la toma de muestra para la detección precoz de metabolopatías antes del octavo día de vida, en el año X 100

  Nº total de niños nacidos vivos.

Vacunaciones Infantiles (PVA)

Inmunización de la población infantil frente a determinadas enfermedades infecciosas (según el calendario vacunal vigente) con el objetivo de disminuir su incidencia y avanzar hacia la erradicación de alguna de ellas.

Criterios mínimos de la oferta

Inmunización de niños de 0 a 2 años y de 6 a 14 años.
- Niños nacidos vivos.
- Escolares de 1º, 5º y 6º de Enseñanza Primaria (EP).
- Escolares de 2ª Enseñanza Secundaria Obligatoria (ESO).
- Niños de cualquier edad vacunados incorrectamente.

Además incluiremos vacunaciones en situaciones epidemiológicas que se indiquen.

Calendario Vacunal

Vacunas desde el nacimiento a los 2 años		
Al nacer	Hepatitis B (en el hospital nada más nacer)	VHB
A los 2 meses	Hepatitis B Poliomielitis inactivada inyectable Difteria-Tétanos-Tosferina acelular Haemophilus Influenzae tipo B Meningococo C	VHB VPI DTPa Hib Men C
A los 4 meses	Poliomielitis inactivada inyectable Difteria-Tétanos-Tosferina acelular Haemophilus Influenzae tipo B Meningococo C	VPI DTPa Hib Men C
A los 6 meses	Hepatitis B Poliomielitis inactivada inyectable Difteria-Tétanos-Tosferina acelular Haemophilus Influenzae tipo B Meningococo C	VHB VPI DTPa Hib Men C
A los 15 meses	Poliomielitis inactivada inyectable Difteria-Tétanos-Tosferina acelular Haemophilus Influenzae tipo B Triple Vírica (Paperas-Sarampión-Rubeola)	VPI DTPa Hib TV

Vacunaciones en edad escolar: Por lo general se administran en el centro escolar	
A los 3-4 años 1er curso de Educación Infantil	Triple Vírica (Paperas-Sarampión-Rubeola)
A los 6-7 años 1er curso de Enseñanza Primaria	Difteria-Tétanos-Tosferina acelular
A los 11-12 años 6° curso de Enseñanza Primaria	Hepatitis B (Tres dosis)
A los 13-14 años 2° curso de Enseñanza Secundaria Obligatoria	Tétanos-difteria (la misma que se administra a los adultos)

(Fuente: SAS)

En cada dosis administrada

- Cumplimentación de la Historia vacunal (Vo) y / o aplicación informática del Programa.
- Registro en carnet de vacunas y/o Cartilla de salud infantil.

Sistema de información y registro

- Listado de nacidos vivos según registros del Programa de metabolopatías.
- Historia vacunal (Vo)
- Aplicación Informática del Programa de vacunaciones de Andalucía
- Carnet de vacunas.
- Cartilla de salud infantil.
- Historia informatizada de Atención Primaria (Diaria)
- Registros del Sistema de Información y Gestión de Atención Primaria (SIGAP).

Población diana

Total de niños entre 0 y 14 años: se estiman en base a la cohorte de nacidos vivos en los años correspondientes.

Indicadores

- Captación en APS:

  total de niños nacidos el año anterior al que hay que evaluar que han recibido al menos una dosis de cualquiera de las vacunas recomendadas en el calendario en el año x 100

  ----

  total de niños nacidos el año anterior del que hay que evaluar.

- Primovacunación:

  total de niños nacidos en el año anterior del que hay que evaluar que han recibido las 3 dosis correspondientes a los 6 primeros meses de vida en el año x 100

----

n° total de nacidos el año anterior al que hay que evaluar.

- Cobertura de TV:

  total de niños de la cohorte determinada que han recibido 1 dosis de TV en el año x 100

  ----

  total de niños de la cohorte determinada.

- Cobertura de Vacunación Completa:

  Total de niños nacidos en el período anual dos años antes del que hay que evaluar que han recibido vacunación completa en el año (4DTP+4Po +1TV+3HB+4Hib+3Mc) x 100

  ----

  total de niños nacidos en el período anual dos años antes del que hay que evaluar.

Seguimiento de la Salud Infantil

Servicio destinado a la población infantil y a sus padres o tutores, con el fin de controlar el adecuado desarrollo del niño sano y asegurar el seguimiento de pacientes con patologías crónicas.

Criterios mínimos de oferta

Controles de salud de niños con edades comprendidas entre 0 y 4 años con los siguientes criterios:
- al menos, 3 controles en el 1er año de vida.
- Un control de salud entre los 15 y 18 meses.
- Un control de salud a los 2 años.
- Un control de salud a los 4 años.
- Educación sanitaria y prevención de accidentes infantiles en cada control.

- Registro de actividades en la Historia de Atención Primaria y en la Cartilla de Salud Infantil.

Sistema de información y registro

- Historia de Atención Primaria:
- Cartilla para la salud infantil
- Historia de Atención Primaria informatizada (Diraya)

Población diana

Total de niños de 0-4 años. Su estimación se realiza por el número de nacidos vivos en los cuatro años anteriores.

Indicadores

- Captación de niños menores de 1 año

  Nº total de niños que cumplen 12 meses en el año evaluado, a los que se les ha realizado, al menos, 1 control desde el nacimiento n el año Z X 100

  Nº total de niños nacidos que cumplen 12 meses en el año

- Seguimiento de niños menores de 1 año:

  Nº total de niños que cumplen 12 meses en el año evaluado a los que se les han realizado, al menos, 3 controles desde el nacimiento, en el período estudiado X 100

  Nº total de niños nacidos vivos que cumplen 12 meses en el período estudiado.

- Seguimiento de niños de 4 años:

  Nº total de niños que cumplen 4 años en el período evaluado a los que se le han realizado, al menos, 6 controles desde el nacimiento. X 100

  Nº total de niños nacidos vivos 4 años antes.

SALUD ESCOLAR

Conjunto de actividades dirigidas a mejorar la salud de la población escolarizada. Se desarrollan en el entorno escolar, y los objetivos son promover la adquisición de hábitos sanos y actitudes saludables en los alumnos y contribuir a la formación en educación para la salud de los profesores.

Criterios mínimos

- Las actividades se dirigen a niños y niñas de 6 a 14 años que se encuentren cursando: 1er curso de EP, 5º curso de EP, 6º curso de EP y 2º curso de ESO.
- Las actividades son el examen de salud individual, la revisión de calendario vacunal y su vacunación y la educación para la salud en la escuela, a saber, educación sexual, tabaco, alcohol, accidentes de tráfico, etc.
- Registro en los registros correspondientes y de actividades.

Sistema de información y registro

- Hoja de examen de salud escolar.
- Hoja de registro de vacunaciones en la escuela.
- Carnet de vacunas.
- Historia vacunal (Vo).
- Aplicación Informática del Programa de vacunaciones de Andalucía.
- Registro de actividades de Educación para la Salud en la Escuela.
- Registros del Sistema de Información y Gestión de Atención Primaria (SIGAP).

Población diana

Total de niños que se matriculados en Enseñanza Primaria y Enseñanza Secundaria Obligatoria.

Indicadores

- Exámenes de Salud Escolar
  - % de alumnos reconocidos en 1º de EP
    Nº total de alumnos de 1º de EP reconocidos en el año X 100

    \----------------------------------

    Nº total de alumnos matriculados en 1º de EP

  - % de alumnos reconocidos en 5º de EP
    Nº total de alumnos de 5º de EP reconocidos en el año X 100

    \----------------------------------

    Nº total de alumnos matriculados en 5º de EP

  - % de alumnos reconocidos en 2º de ESO
    Nº total de alumnos de 2º de ESO reconocidos en el año X 100

    \----------------------------------

    Nº total de alumnos matriculados en 2º de ESO

  - % de anomalías desconocidas detectadas:
    Nº total de anomalías desconocidas detectadas en el año X 100

    \----------------------------------

    Nº total de alumnos reconocidos

  - Cobertura general de examen de salud escolar
    Nº total de alumnos de 1º y 2º de EP y de 2º de ESO reconocidos en el año X 100

    \----------------------------------

    Nº total de alumnos matriculados de 1º y 2º de EP y 2º de ESO

- Vacunaciones en la Escuela
  - % de alumnos de 1º de EP que completan vacunación:

Nº total de alumnos de 1º de EP que completan
vacunación en el año X 100

Nº total de alumnos matriculados en 1º de EP

- % de alumnos de 5º de EP que completan vacunación:

Nº total de alumnos de 5º de EP que completan
vacunación en el año X 100

Nº total de alumnos matriculados en 5º de EP

- % de alumnos de 6º de EP que inician vacunación
anti-HB

Nº total de alumnos de 6º de EP que inician vacunación anti-HB en el año X 100

Nº total de alumnos matriculados en 6º de EP

- % de alumnos de 6º de EP que completan vacunación anti-HB

Nº total de alumnos de 6º de EP que completan
la vacunación anti-HB en el año X 100

Nº total de alumnos matriculados en 6º de EP

- % de alumnos de 2º de ESO que completan vacunación

Nº total de alumnos de 2º de ESO que completan la vacunación en el año X 100

Nº total de alumnos matriculados en 2º de ESO

- Educación para la Salud en la Escuela
  - % de centros con actividades de educación para la
  salud:

Nº de centros en los que los sanitarios han participado en actividades de Educación para la Salud en el año X 100

Nº total de colegios

- Planificación conjunta de actividades de educación para la salud:

Nº total de colegios en los que existe un grupo de trabajo permanente de profesionales sanitarios del Distrito y educadores para la planificación conjunta de actividades de Educación para la Salud en el año X 100

Nº total de colegios.

PROGRAMA DE SALUD BUCODENTAL

Promoción y prevención de la salud bucodental en la escuela: se llevará a cabo en los centros escolares en coordinación con los profesionales de la educación y asociaciones de padres de alumnos (AMPAS).

Asistencia bucodental para la población de 6 a 15 años. Consiste en la atención odontológica a la población de 6 a 15 años según recoge el decreto 281/2001 de prestación asistencial dental.

En estos programas, aunque pertenecen a esta área, no participa directamente el personal de enfermería por lo tanto los trataremos en otro tema específico ya que los lleva a cabo la unidad de odontología del dispositivo de apoyo del Distrito.

D. DUDAS SOBRE EL TEXTO

____

____

____

____

____

____

____

____

____

E. BIBLIOGRAFÍA

Consejería de Salud. I Plan Andaluz de Salud. Junta de Andalucía. Sevilla, 1993.

Consejería de Salud. II Plan Andaluz de Salud. Junta de Andalucía. Sevilla, 1999.

Consejería de Salud. Plan de Calidad. Nuevas Estrategias para la Sanidad Andaluza. Junta de Andalucía. Sevilla, 2000.

Consejería de Salud. Guía de Diseño y mejora continua de procesos asistenciales: calidad por sistema. Junta de Andalucía. Sevilla, 2001.

IEA. Movimiento Natural de la Población. Años 1980 a 2004. Instituto de Estadística Andaluz.

Servicio Andaluz de Salud. Cartera de Servicios de Atención Primaria 2003. Consejería de Salud. Junta de Andalucía. Sevilla, 2003.

Servicio Andaluz de Salud. Embarazo, parto y puerperio: proceso asistencial integrado. Consejería de Salud. Junta de Andalucía. Sevilla, 2002.

Servicio Andaluz de Salud. Contrato Programa de Distrito de Atención Primaria 2001-2004. Consejería de Salud. Junta de Andalucía. Sevilla, 2001

Real Decreto 63/1995, de 20 de enero, sobre ordenación de prestación sanitaria del Sistema Nacional de Salud. BOE nº 35 de 10 de febrero de 1995.

F. PREGUNTAS DE AUTOCOMPROBACIÓN

1ª Enumera los servicios de la sub-área maternal.

2ª Enumera los servicios del sub-área infantil.

3ª Describe del proceso asistencial Integrado de Embarazo, Parto y Puerperio los criterios mínimos de la oferta, la población diana, el sistema de información y registro, y los indicadores de la Educación maternal.

4ª Describe del proceso asistencial Integrado de Embarazo, Parto y Puerperio los criterios mínimos de la oferta, la población diana, el sistema de información y registro, y los indicadores del Seguimiento de Embarazo Normal.

5ª Describe del proceso asistencial Integrado de Embarazo, Parto y Puerperio los criterios mínimos de la oferta, la población diana, el sistema de información y registro, y los indicadores de la Atención Puerperal.

6ª Describe del programa de Detección precoz de metabolopatías: los criterios mínimos de la oferta, la población diana, el sistema de información y registro, y los indicadores.

7ª Describe del programa de Vacunaciones Infantiles: los criterios mínimos de la oferta, la población diana, el sistema de información y registro, y los indicadores.

8ª Describe del programa de Salud Escolar: los criterios mínimos de la oferta, la población diana, el sistema de información y registro, y los indicadores.

G. Contestar preguntas de autocomprobación

1ª Enumera los servicios de la sub-área maternal.

____

____

____

____

____

____

____

2ª Enumera los servicios del sub-área infantil.

____

____

____

____

____

____

____

3ª Describe del proceso asistencial Integrado de Embarazo, Parto y Puerperio los criterios mínimos de la oferta, la población diana, el sistema de información y registro, y los indicadores de la Educación maternal.

____

____

____

4ª Describe del proceso asistencial Integrado de Embarazo, Parto y Puerperio los criterios mínimos de la oferta, la población diana, el sistema de información y registro, y los indicadores del Seguimiento de Embarazo Normal.

5ª Describe del proceso asistencial Integrado de Embarazo, Parto y Puerperio los criterios mínimos de la oferta, la población diana, el sistema de información y registro, y los indicadores de la Atención Puerperal.

6ª Describe del programa de Detección precoz de metabolopatías: los criterios mínimos de la oferta, la población diana, el sistema de información y registro, y los indicadores.

7ª Describe del programa de Vacunaciones Infantiles: los criterios mínimos de la oferta, la población diana, el sistema de información y registro, y los indicadores.

8ª Describe del programa de Salud Escolar: los criterios mínimos de la oferta, la población diana, el sistema de información y registro, y los indicadores.

____

____

____

____

____

____

____

____

____

____

H. Observaciones a las preguntas de autocomprobación

____

____

____

____

____

____

____

____

____

Tema IX

Servicios y programas de salud: área de la 3ª edad. La atención de enfermería a nuestros ancianos

Índice

Concepto. El envejecimiento de la población y los servicios de salud para el anciano. Categorización de los ancianos. Conceptos básicos de anciano sano y enfermo. Atención a ancianos de riesgo. Dudas sobre el texto. Bibliografía. Preguntas de autocomprobación. Contestar preguntas de autocomprobación. Observaciones a las preguntas de autocomprobación.

En este tema se abordan algunos de los aspectos fundamentales que afectan a la atención del anciano; a saber:

En primer lugar el progresivo envejecimiento poblacional en los países desarrollados y sus repercusiones socio-sanitarias. Los cambios demográficos que han conducido al envejecimiento poblacional están relacionados con factores como la disminución en la fecundidad, aumento de la esperanza de vida y mejora de la tecnología y cuidados sanitarios.

En segundo lugar se introducen algunos conceptos generales sobre las características del envejecimiento como un proceso propio de esta etapa de la vida, que requiere atención diferenciada en los servicios de salud de nuestro entorno.

En tercer lugar, nos situamos en la comprensión de la necesidad de los ancianos de recibir una atención especial de enfermería, la cual está incorporando una metodología de trabajo basada en la evaluación multidimensional.

> El alumno al finalizar el tema debe ser capaz de: valorar la problemática que plantea el envejecimiento de la población; conocer la importancia de la organización de los servicios de salud en la comunidad; distinguir entre envejecimiento normal y patológico; conocer la importancia de la atención completa al anciano sano y enfermo; identificar las necesidades de salud mediante la valoración Geriátrica integral; comprender la importancia de aplicar una metodología en el proceso de atención al anciano y diseñar un plan asistencial incluyendo al anciano y el cuidador.

A. Concepto

Referirnos a la vejez es hacerlo a un término polisémico ya que esta es: un momento del ciclo vital, una situación de privilegio y conocimiento reconocido, o un post-cumpleaños, que nos priva de parte de nuestros roles y nos sitúa al borde de la muerte social en solo veinticuatro horas, todo ello depende de la cultura en donde contextualicemos el término.

En nuestra sociedad el 65º cumpleaños de una persona implica, en general, la llegada de su edad de jubilación, donde un individuo que el día anterior trabajaba como otros deja de ser "válido", y donde como por un transformación ascética, puede comer, vestir,... vivir en definitiva, con menos dinero que el día anterior.

Independiente de esta concepción cultural es obvio que esta edad ya no responde a los criterios de deterioro de otras épocas, de hecho el grupo donde las limitaciones funcionales e intelectuales son muy prevalentes, es en el grupo de 80 o más años, quizá por ello muchos autores están estableciendo el limite o umbral de entrada a la vejez en los 75 años.

Como hemos dicho la OMS integra como muy viejos a los mayores de 80 años de los que dice que constituyen un grupo de población donde se deben aunar esfuerzos socio-sanitarios para planificar y darles servicios.

B. El envejecimiento de la población y los servicios de salud para el anciano

El proceso de transición demográfica iniciado en el s. XIX por los países nórdicos y algunos países desarrollados, que culmina en su última etapa con una baja natalidad y mortalidad, está convirtiendo a las poblaciones desarrolladas en poblaciones envejecidas.

Así a diferencia de los países en vías de desarrollo, en los países desarrollados como los que conforman la Unión Europea, Japón, Canadá y Estados Unidos, la población tiene una estructura envejecida, en ellos el grupo de los mayores representa entre el 15 y el 18% de la población, además:

> ... el aumento de la esperanza de vida también conlleva un incremento del porcentaje de personas mayores de 80 años, de forma que aumenta la población anciana y los ancianos son más viejos. Este fenómeno conocido como el "envejecimiento del envejecimiento" o "sobre envejecimiento" afecta más a las mujeres que a los hombre con una "feminización" de la vejez...[90].

El crecimiento de la población anciana no es homogéneo en toda España, así con carácter general aumenta más en el interior y las zonas rurales, que en las zonas costeras y urbanas, fruto en parte de los movimientos migratorios que se realizan desde aquellas a estas zonas.

---

[90] BENITEZ, M. A.; 2003:1643.

El incremento de la población anciana lleva aparejado un consumo de servicios sociales y sanitarios, sobre los últimos en España se ha calculado que:

> ... el 40% del gasto sanitario global es consumido por la población anciana..." "deriva de un mayor consumo de fármacos y de servicios sanitarios producto de la alta incidencia de enfermedades agudas y de la prevalencia elevada de procesos crónicos y de incapacidad física. Esta última afecta al 40-50 % de las personas de edad comprendida entre 80 y 84 años y al 45-74 % de los mayores de 85 años...[91].

Para conocer la importancia de la atención a la salud del anciano, primero tenemos que establecer la magnitud de este grupo de población en nuestro entorno; quizás para ello fijar las siguientes cuestiones:

a. La expectativa de vida al nacer alcanza: los 73 años para hombres y los 79 para mujeres.

b. El grupo de 80 años es el que requiere más atención sanitaria y social y consume más recursos asistenciales.

c. La proyección de población 1998-2051 realizada por el Instituto de Estadística de Andalucía refleja que, el índice de envejecimiento es de 14,67%.

d. La relación de dependencia en nuestra sociedad supera el 21 % en mayores de 65 años.

e. Las personas de 65 y más años con discapacidad suponen un 32,21 % de la población de ese grupo de edad según la encuesta sobre discapacidades y estado de salud (INE 1999).

f. Casi el 70% de personas mayores con discapacidades tienen dificultades para realizar las actividades de la vida diaria, en el 68 % de ellos la dificultad es grave.

---

[91] BENITEZ, M. A.; 2003:1643.

g. En la encuesta Andaluza de Salud en 1999, el 27% de la población mayor de sesenta y cinco años manifiesta necesitar cuidados en relación a su limitación funcional.

Estas limitaciones severas de orden físico o mental requieren de la presencia casi permanente de cuidadores en su inmensa mayoría mujeres, que alteran su vida personal y profesional con una sobrecarga difícil de asumir; si a esto le añadimos que la familia ha cambiado del modelo rural / patriarcal a urbano / nuclear con disminución del vínculo con los ancianos y disponibilidad de cuidadores.

El incremento de la población anciana, el aumento de los procesos crónicos e incapacitantes y la disminución de los cuidadores informales requiere una planificación y reorganización de los servicios sanitarios y sociales hacia nuevas formas de actuación dirigidas a la prevención, la potenciación de la autonomía y los cuidados.

La atención de salud al anciano supone una de las prioridades y objetivos de los servicios sanitarios en los países desarrollados. El cambio que se produce en las necesidades de salud de la población anciana y el aumento en la demanda requiere potenciar los servicios de salud.

En el sistema Público de Salud se está desarrollando modelos de atención Integral socio - sanitaria a personas ancianas centrado en atención Primaria y con continuidad en otros niveles asistenciales sanitarios y con servicios comunitarios; dado que la falta de continuidad en los servicios de salud y el escaso desarrollo de los servicios comunitarios son dos aspectos que se tienen que potenciar en la atención al anciano.

Uno de los aspectos que más preocupan en relación a la atención de la población anciana es el debilitamiento del papel de la familia como tradicional responsable de sus cuidados, y especialmente las mujeres, las proveedoras de un cuidado continuado en el anciano, que por haber aumentado la esperanza de vida, ha aumentado también el riesgo de padecer enfermedades y por tanto su dependencia que conlleva a muchas situaciones de agotamiento de la cuidadora.

En este contexto es necesario completar la formación del alumno área Geriátrica mediante el conocimiento de los servicios y programas que en la actualidad prestan atención al anciano y cuidadores en los servicios Público de Andalucía.

Teniendo en cuenta las recomendaciones plasmadas por la Consejería de Salud de la Junta de Andalucía en la "Guía del anciano" y las innovaciones sobre cuidados en enfermería mediante modelos de personalización y continuidad enfermera / paciente/ familia especialmente en grupos vulnerables como son los ancianos que nos conducen a implantar el proceso enfermero en la práctica profesional y en la elaboración de guías de actuación para la población anciana.

C. CATEGORIZACIÓN DE LOS ANCIANOS

Podemos categorizar a los ancianos según su situación de salud, así:

1. Anciano sano: No padece patología ni alteración funcional, mental o social.
2. Anciano enfermo: presenta enfermedad aguda o crónica sin limitación funcional, mental o social.
3. Anciano frágil o de alto riesgo:
   - Con patologías crónica /s e invalidantes.
   - Polimedicados.
   - Con deterioro mental: cognitivo y / o depresión.
   - Incapacidad para realizar las actividades de la vida diaria (AVD) y / o incapacidad para salir a la calle.
   - Edad superior a 80 años.

D. Conceptos básicos de anciano sano y enfermo

El envejecimiento no es enfermedad, sino una etapa del ciclo vital que implica disminución de la capacidad de adaptación del organismo ante situaciones de estrés y mayor vulnerabilidad ante la enfermedad.

El fundamento profesional de la Enfermería Geriátrica, que trata de la atención y cuidados del anciano, tiene como base las características especiales que presenta este grupo de población por la etapa del ciclo vital en que se encuentran con necesidades biológicas, sociales, sanitarias, etc.., diferentes a las de otros grupos de población.

Los ancianos presentan problemas de salud que cursan con alteraciones funcionales, sociales y mentales, y que la enfermera tiene que contemplar todos los aspectos de la problemática que plantea el envejecimiento, debe promover la salud del anciano, prevenir los problemas que se pueden presentar en esta edad, cuidar al anciano cuando padece enfermedad y contribuir a aumentar la calidad de vida de los ancianos.

En el hombre, durante el proceso de envejecimiento y debido a la propia evolución biológica, se produce una serie de cambios considerados normales, que será preciso conocer para diferenciarlos de cualquier otro proceso capaz de alterar la salud.

El envejecimiento como proceso vital de acumulación de años no tiene por que ser patológico, es un proceso individual, dinámico y complejo que afecta a varias áreas de la persona como la fisiológica, psicológica y sociológica, de forma inseparables y relacionadas entre sí.

De forma individual el envejecimiento es considerado como un fenómeno biológico, intrínseco, progresivo, universal y declinante, programado genéticamente y fruto del funcionamiento prolongado y la interrelación de la persona con los factores ambientales.

Los cambios anatomo-fisiológicos que se producen a lo largo del envejecimiento del ser humano se inician de forma poco aparente para ir poco a poco exteriorizándose. Estas modificaciones constituyen uno de los principales motivos de atención de los profesionales que prestan la atención a los ancianos, ya que cualquier pequeña causa es capaz de romper el equilibrio funcional individual, dejando al anciano en una situación de inestabilidad.

E. ATENCIÓN A ANCIANOS DE RIESGO

Actuaciones específicas dirigidas, fundamentalmente, a ancianos que siendo atendidos en otros servicios: atención a patología crónica, se consideran frágiles o en riesgo de serlo. Las actuaciones van encaminadas a su adecuada identificación y seguimiento.

Criterios de anciano frágil o en alto riesgo

Se considera anciano frágil aquella persona mayor que cumple tres o más de los siguientes criterios:

- Patología/s crónica/s que condiciona/n la capacidad funcional.
- Polimedicados.
- Deterioro mental: cognitivo y/o depresión.
- Incapacidad para realizar las actividades de la vida diaria (AVD) y/o incapacidad para salir a la calle.
- Edad superior a 80 años.
- Aislamiento social y/o carencia de familia que lo atienda aunque cuente con otros apoyos.

Criterios mínimos de oferta

Identificación del anciano frágil, a través de la valoración geriátrica global:

- Datos biomédicos: problemas relevantes, datos nutricionales, medicación habitual, funciones perceptivas (vista, oído, boca) y antecedentes y causas de caídas.
- Capacidad funcional: capacidad para realizar las AVD y capacidad para realizar actividades instrumentales de la vida diaria (AVDI).
- Esfera mental: función cognitiva y función afectiva.
- Valoración social.
- Existencia en el centro de protocolos clínicos con escalas de valoración, criterios de inclusión, plan de actuación y seguimiento, criterios de derivación, atención al cuidador, pautas promotoras y preventivas, y de educación sanitaria.
- Seguimiento protocolizado con pautas actualizadas de actuación y registro en la Historia de Atención Primaria.
- Valoración del seguimiento del tratamiento con pautas respiratorias, si procede.
- Existencia en el centro de un censo de ancianos de riesgo, mediante fichas o señalización de Historia de Atención Primaria.

Sistema de información y registro

- Historia de Atención Primaria:
    - Hoja de seguimiento de consulta
    - Lista de problemas
    - Hoja de valoración Geriátrica[92]
- Historia Informática de Atención Primaria:
    - Registros del Sistema de Información y Gestión de Atención Primaria (SIGAP).

---

[92] Escalas recomendadas: AVD, Índice de Barthel; AVDI, Escala de Lawton y Brody; Función cognitiva, Cuestionario Pfeiffer; Función afectiva: escala geriátrica de depresión de Yesavage; Valoración social, Centro Geriátrico de Filadelfia.

Población diana

Total de ancianos frágiles o en riesgo en seguimiento domiciliario. Se estima en un 15% de la población de 65 o más años.

Indicador

- % de ancianos frágiles o en riesgo en seguimiento domiciliario:

    Nº total de ancianos frágiles o en riesgo en seguimiento domiciliario en el año X 100

    Población estimada

F. Dudas sobre el texto

____

____

____

____

____

____

____

____

____

G. Bibliografía

BAURA ORTEGA J. C.; RUBIO HERRERA R.; (1995) "Las personas Mayores y el apoyo Informal. Ed. Instituto Nacional de servicios Sociales.

BENITEZ DEL ROSARIO, M. A. (2003). "Atención de la salud del anciano", en MARTÍN, A.; CANO, J. F. "Atención Primaria. Conceptos, organización y práctica clínica". Barcelona. Ed. Elsevier S.A.

Decreto de apoyo a la familia. Decreto 137/ 2002 del 30 de Abril. Publicado el 4 de Mayo del 2002 en el BOJA nº 52. pp. 7127 –7134.

GARCÍA, M.; TORRES, M. P.; BALLESTEROS, E. (2000). Serie Manuales de enfermería. Enfermería Geriátrica. Ed. Masson.

GARCÍA, M. V.; RODRÍGUEZ, C.; TORONJO, A. M. (2001) "Enfermería del anciano". Ediciones DAE (Grupo Paradigma)

LOBO, A.; EZQUERRA, J. "El miniexamen cognoscitivo". Test sencillo, práctico para detectar alteraciones intelectivas en pacientes médicos. Actas Luso - Españolas. Neurol Psiq 1979; 3: 189 –202.

MERCÉ CORTÉS J, CRUZ JENTOFT A. J. (1991). Evaluación funcional del anciano. En: Ribera Casado JM, Cruz Jentoft A. J. (eds). Geriatría. Madrid: Idepsa, 7-14.

PEREIRO HERNÁNDEZ, R.; GÓMEZ- SALOMÉ VILLALÓN; M. J. (dir). Vida a los años.Guía de atención a la salud del anciano. Sevilla Servicio Andaluz de Salud,1992.

ROBERT, L.; BERG, J.; CASSELLS, S. (1992) "Los segundos 50 años. Promocionar la salud y prevenir la incapacidad". Ed. Biblioteca científica. Ancora S.A.

RUBENSTEIN, L. Z.; STUCK, A. E.; SIU, A. L.; y otros. "Impacts of geriatric evaluatión and management programs on defined outcomes: overview of the evidence". J am Geriatr Soc 1991; 39 (supl): 8-16.

SALGADO, A.; GONZÁLEZ, J. L.; ALARCÓN, M. T. (1995)."Fundamentos Prácticos de la asistencia al anciano". Ed. Masson.

STUCK, A. E.; SIU, A. L.; y otros. "Effects of comprehensive geriatric assessment ont survival, residence and función: a meta - anlysis of controlled trials". Lancet 1993; 342. 1032 - 1036.

UHLMANN, R. F.; LARSON, E. B.. Effect of education on the mini - mental state examination as a screening test for dementia.J. Am Geriatr Soc 1991; 39: 876 - 880.

ZUNZUNEGUI – PASTOR, M. V. Envejecimiento y Salud. Cap. 4: La salud pública y el futuro del estado de bienestar. INFORMES SESPAS 1998. 1998. Ed. Escuela Andaluza de Salud Pública. 121-139.

H. Preguntas de autocomprobación

1ª Haz una aproximación a la problemática que plantea el envejecimiento de la población.

2ª Explica la importancia de la organización de los servicios de salud en la comunidad.

3ª Explica las diferencias entre envejecimiento normal y patológico.

4ª Describe del programa de Atención a ancianos en riesgo: los criterios mínimos de la oferta, la población diana, el sistema de información y registro, y los indicadores.

I. Contestar preguntas de autocomprobación

1ª Haz una aproximación a la problemática que plantea el envejecimiento de la población.

____

____

____

2ª Explica la importancia de la organización de los servicios de salud en la comunidad.

3ª Explica las diferencias entre envejecimiento normal y patológico.

4ª Describe del programa de Atención a ancianos en riesgo: los criterios mínimos de la oferta, la población diana, el sistema de información y registro, y los indicadores.

J. Observaciones a las preguntas de autocomprobación

Tema X
Servicios y programas de salud: área del adulto

Índice

La cartera de servicios que clasifica los mismos, generalmente a las personas, por la edad o el género, o ambas variables, dirige parte de sus esfuerzos a los adultos, priorizando cierto tipo de patologías: las crónicas.

Realmente en la etapa adulta, por su larga duración, hay una gran exposición a factores de riesgo para la salud, entendiendo por riesgo, básicamente, aquellos factores causales que inciden en la probabilidad de que un hecho negativo, para la salud, suceda.

El alumno al finalizar el tema, deberá ser capaz de: reconocer los riesgos asociados a la edad adulta; explicar los programas que se ofertan, a estas personas en base a su etapa del ciclo vital, en los centros de salud; describir otros servicios de orientación más general, a los que son susceptibles de acceder dependiendo de su estado de salud.

A. INTRODUCCIÓN

Antes de introducirnos en las actividades versus los problemas de salud del adulto, realizaremos algunas breves pinceladas sobre algunos de ellos para acotar de alguna manera el problema:

Hipertensión arterial

La presión arterial en cada momento es el resultado del volumen de sangre expulsado por el ventrículo izquierdo del corazón y de las resistencias periféricas al flujo sanguíneo, controladas fundamentalmente por la musculatura de los vasos distales. Dicen RODRIGUEZ, F. y otros; 2002. Que

> ... No se aprecia un umbral por encima del cual aumente sustancialmente el riesgo de complicaciones. Por tanto no hay evidencias de que existan dos grupos distintos e independientes de individuos: los hipertensos y los no hipertensos; que sin embargo si se utilizan para su manejo clínico, y así se clasifican los adultos en cuanto a su tensión, en: óptima, normal, normal alta e HTA.

Existe una asociación continua entre los niveles de Tensión arterial y la Cardiopatía isquémica. Los factores de riesgo para los que existe evidencia científica establecida sobre su asociación con la tensión arterial son la ingesta elevada de sodio, la obesidad y la ingesta de alcohol, mientras que los factores de protección más importantes son la actividad física y la ingesta elevada de potasio. Según el estudio de Framingham la HTA aumenta de 2 a 3 veces el riesgo de todas las enfermedades cardiovasculares, en especial ECV y la insuficiencia cardíaca; también aumenta el riesgo de hipertrofia ventricular izquierda, que es un factor de riesgo cardiovascular por sí mismo.

La prevalencia encontrada en adultos en los estudios realizados con adultos (cifras iguales o superiores a 160 y/o 95 mm Hg) oscilan entre el 20 y el 30 %.

Diabetes mellitus

La diabetes es un problema de enormes proporciones ya que se calculaban en 1995 unos 135 millones de diabéticos en todo el mundo, pero la proyección realizada para el año 2025 es de superar los 300 millones, lo que evidencia que es la enfermedad endocrina más frecuente; sus dos formas principales son la Diabetes tipo 1 y tipo 2. Está asociada a un mayor riesgo de complicaciones vasculares, renales, oculares y neurológicas.

La diabetes mellitus incluye un grupo heterogéneo de patologías, cuya característica común es la elevación de los niveles en sangre de glucosa, que es causada por un defecto completo o no en la síntesis, secreción o acción de la insulina.

La prevalencia de la diabetes conocida oscila entre un 1 y un 3 %, pero se estima que puede llegar al 6%; así su importancia sanitaria se debe a: su magnitud, la mayor morbi-mortalidad que produce, al coste individual y social, y de las posibilidades de control.

Tabaco

El tabaco se consume prioritariamente por combustión del mismo rodeado de un papel (cigarrillos) o solo (pipas y puros), lo cual produce humo, de dos tipos, el primero denominado corriente principal por la aspiración activa del fumador, y otro de combustión espontánea o corriente secundaria, sin ayuda de la aspiración, este humo que contiene más de cuatro mil sustancias, produce sensaciones de tipo organoléptico, como el olor y el sabor; y los efectos fisiológicos y fisiopatológicos; de este humo que tiene dos partes, una gaseosa y otra de partículas.

Desde la publicación en 1962 del informe del Royal collage of Phisicians of London, y en 1964, y del primero del Surgeon General de EE. UU., quedó claramente establecida la relación etiológica entre consumo de tabaco y un gran número de enfermedades; en las conclusiones de este último se establecía que causaba dependencia y que los procesos farmacológicos y sicológicos que la determinaban eran similares a los producidos por cocaína y heroína.

Entre las sustancias existen cuatro grandes grupos: cancerígenas, nicotina, monóxido de carbono e irritantes. En el tabaquismo existe una dependencia que otros denominan adaptación social, que implica un aprendizaje (rituales, gestos,…), una dependencia psíquica, esa sensación de placer, relajación,… que aporta la nicotina; y una dependencia física tras varios años de fumar.

En España la prevalencia del tabaquismo era en 1987 (38,4%) y en 1997 del 35,8 % entre la población de 16 o más años, lo cual supone un pequeño descenso. La importancia es representada en los países desarrollados por un estudio de Peto (1994, sobre 44 países), que le asigna el 24 % de las muertes en hombres, y del 7% en mujeres.

Alcohol

Hay que diferenciar dos términos: **alcoholización y alcoholismo**; así entenderemos por alcoholización, el proceso histórico por el cual las sociedades han desarrollado y potenciado la producción de bebidas alcohólicas fermentadas inicialmente y destiladas posteriormente, así como el consumo generalizado de las mismas por parte de sus ciudadanos, o de algunas clases sociales; y por alcoholismo, a una parte importante en ese proceso de alcoholización, y siguiendo a Eduardo Menéndez, diremos que "la práctica y el saber médicos siguen afirmando que el 'alcoholismo' constituye un 'problema médico', un 'problema psiquiátrico'….".

De la problemática alrededor del consumo de alcohol solo presentar algunos datos, por ejemplo sobre el impacto que produce, podemos hablar de cirrosis, accidentes de tráfico, homicidios…, y todo ello se ha incrementado en todos los contextos sociales.

Hay que considerar que afecta a nivel de estructuras: macrosociales (trabajo) y microsociales (grupo de convivencia); también comentar que la prevalencia ha aumentado en mujeres y jóvenes, y que afecta a todos los estartos sociales aunque en los inferiores (sobre todo en el tercer mundo) se ceban ciertas causas de morbi-mortalidad. La información está actuando algo sobre los valores, las representaciones y están variando las prácticas socialmente; pero la preocupación por el alcoholismo de los sistemas de cuidados legitimados y de las asociaciones médicas, no se ha producido –hasta hace poco– en concordancia con la gravedad del problema:

> ... nada parece justificar demasiado que los organismos sanitarios responsables no encaucen la realización de acciones estables y adecuadamente concebidas para evitar la difusión del hábito de beber alcohol así como sus alcances perniciosos... (MAZZAFERO, V. E.: 1988:276)

La preocupación de la salud pública, se inició en los años 70 del pasado siglo debido: al aumento de la producción, y a la presencia del alcohol como factor de riesgo en ciertas causas de muerte de elevada incidencia:

> problema importante de salud pública en los países desarrollados junto con las enfermedades cardiovasculares y el cáncer (MAZZAFERO, V. E.: 1988:276).

Para terminar esta breve reflexión diremos que el consumo de bebidas alcohólicas es uno de los principales factores relacionados con el estado de salud de los individuos y las poblaciones:

> ...constituye un enorme problema de salud pública en la mayoría de los países desarrollados por los efectos nocivos que produce; las consecuencias son de orden físico, mental y social, tiene un gran impacto sociosanitario (DOMÍNGUEZ, V. Y COLS; 2001:959).

B. LA POBLACIÓN ADULTA

Dentro de nuestra concepción del ciclo vital, diremos que la adultez es el período más largo del mencionado ciclo, ya que se inicia a los 15 años y termina a los 64 años.

Es una etapa del ciclo vital, que supone una serie de cambios importantísimos en el modo de vida de la persona. Después de un largo período de enculturación en el ámbito doméstico y en la escuela, se producen sobre todo estos cambios en la ampliación del círculo social y en el aumento de la intensidad de las relaciones sociales, así como un aumento de la exposición a riesgos medioambientales.

Si bien la etapa de inicio es más que discutible, debemos decir que es de aplicación en muchas medidas de tipo epidemiológico, o de servicios de salud, así como consideraciones de tipo socio-laboral, y penal, así:

> Consideramos adulto a toda persona comprendida entre 15 y 65 años. La adolescencia determina un grupo de población que si bien por el período de edad que abarca, está incluido en el adulto, tiene características específicas que desde el punto de vista sanitario, en algunas ocasiones van a determinar problemas propios de la edad escolar (MINISTERIO DE SANIDAD Y CONSUMO; 1985:9).

En los adultos jóvenes, hasta los treinta y cinco, su morbimortalidad es más parecida a la de los niños, mientras que la de los adultos de más edad se parece a la de la vejez; entre sexos existe una menor mortalidad global en las mujeres, que en algunos grupos de edad las tasas llegan a ser hasta tres puntos más bajas.

La gran duración de este período, que es la etapa productiva laboralmente hablando, nos lleva a pensar que es una etapa que conlleva una exposición a múltiples riesgos, y algo que a veces olvidamos, a una acumulación de los mismos.

Así mismo este aumento de la esperanza de vida permite que aparezcan enfermedades propias de la edad madura, que representan el deterioro que sufren los individuos a nivel orgánico, debidos a:

- Enfermedades previas.
- Herencia.
- Estilos de vida (malos hábitos higiénicos, malos hábitos nutricionales, sedentarismo,...).
- Desgaste del organismo por el envejecimiento.

Los problemas de salud, genéricos, de los adultos, son:

- Enfermedades crónicas.
- Enfermedades transmisibles.
- Accidentes.
- Trastornos mentales.
- Alcoholismo y drogadicción.
- Otros.

Al objeto de tener una pequeña instantánea de lo que representa la población andaluza adulta en el conjunto de la población, presentamos el cálculo en tantos por ciento de la población andaluza, por sexo y los tres grupos de edad, que representan niños, adultos y ancianos:

Población de Andalucía por grupos de edad y sexo

	% Hombres	% Mujeres
De 0 a 14 años	17,64	16,27
De 15 a 64 años	69,7	67
De 65 y más años	12,67	16,73

Fuente: INE. Revisión del Padrón municipal de habitantes a 1 de Enero del 2002. Elaboración propia.

Por último comentar que el programa del adulto debe estar orientado hacia un fin que pudiera ser: aumentar el nivel de salud de este grupo de población disminuyendo la morbi-mortalidad.

c. Causalidad y riesgo

La orientación de muchas de las actuaciones de los CS con los adultos, van encaminadas como decíamos al control de riesgos: hiperglucemia, hipertensión, obesidad, etcétera, o a la eliminación de los mismos: consumo de tabaco, consumo de alcohol, falta de ejercicio, etcétera.

Cuando hablamos de riesgo este, en epidemiología, nos define la asociación entre un factor y una enfermedad, y esta asociación es determinada por estudios epidemiológicos:

> Para determinar las características asociadas a una mayor o menor incidencia de una enfermedad, y poder establecer de esta forma relaciones causa – efecto, es necesario comparar los riesgos de diferentes grupos (ARGIMÓN, J. M.; JIMÉNEZ, J.; 1995:257).

Obviamente como afirma el Dr. Andreu Segura, estos estudios estableciendo las relaciones causales y en definitiva la probabilidad de que existiendo un factor se produzca una enfermedad, han tenido más importancia que los estudios de las medidas que se establecen, así:

> La investigación etiológica que permite detectar las causas y los factores de riesgo de enfermar ha recibido más atención que la llamada investigación evaluativa dedicada a comprobar los efectos negativos y positivos de las intervenciones,... (SEGURA; A.; 1998:132).

A las medidas de prevención secundaria y terciaria, hay que añadir algunas de prevención primaria, como las inmunizaciones específicas.

D. PROGRAMAS DE ATENCIÓN AL ADULTO: PROCESOS CRÓNICOS

ATENCIÓN A PERSONAS CON HIPERTENSIÓN ARTERIAL

Seguimiento protocolizado que se le presta a toda persona a la que se le detecta una tensión arterial sistólica de 140 mmHg o más y una tensión arterial diastólica de 90 mmHg o más, mediante tres tomas separadas por un período mínimo de una semana.

Criterios mínimos de oferta

- Existencia en el centro de protocolos clínicos con criterios de inclusión, plan de actuación y seguimiento y criterios de derivación, incluidas pautas de educación sanitaria.
- Valoración de las personas que, a pesar de estar tomando medicación antihipertensiva, cumple el criterio expuesto en la definición de hipertenso.
- Valoración protocolizada de seguimiento del procedo, con datos clínicos, de laboratorio y pauta actualizada de tratamiento.
- El seguimiento analítico se realizará como mínimo, una vez al año, e incluirá:
    - Pruebas de bioquímica: función renal (creatinina), glucosa, perfil lipídico.
    - Hemograma.
    - Identificación de otros factores de riesgo cardiovascular.
- Registro en la Historia de Atención Primaria de: diagnóstico, exploración y pruebas complementarias que han llevado al diagnóstico, plan terapéutico y controles de seguimiento.
- Deberá existir en el centro un censo de hipertensos, mediante fichas o señalización de Historias de Atención Primaria.

Sistema de información y registro:
- Historia de Atención Primaria.
- Ficha piloto con marcador de HTA.
- Historia de Atención Primaria informatizada (icono programa).
- Registros del Sistema de Información y Gestión de Atención Primaria (SIGAP).

Población diana

Total de personas hipertensas. Estimado: el 15 % de la población total.

Indicador
- % de personas hipertensas valoradas.

  Nº total de personas hipertensas valoradas en el año X 100

  Población estimada de personas hipertensas

ATENCIÓN A PERSONAS CON DIABETES
(DM TIPO I Y DM TIPO II)

Seguimiento protocolizado que se le presta a toda persona cuyo proceso patológico pertenece a un grupo de enfermedades metabólicas caracterizado por hiperglucemia resultante de defectos de secreción insulínica, en la acción de la insulina o en ambos.

Criterios mínimos de oferta
- Existencia en el centro de protocolos clínicos con criterios de inclusión, plan de actuación y seguimiento y criterios de derivación, incluidas pautas de educación sanitaria.
- Valoración protocolizada del proceso: medición del peso, talla y tensión arterial, petición de, al menos, dos

hemoglobinas glucosiladas y un control de lípidos al año, exploración de fondo de ojo y pies y evaluación del hábito tabáquico; realización de al menos, tres visitas con contenido educativo diferente.

- Registro en la Historia de Atención Primariade: diagnóstico, exploración y pruebas complementarias que han llevado al diagnóstico, plan terapéutico y valoraciones realizadas.
- Existencia en el centro de un censo de personas con Diabetes, mediante fichas o señalización de Historias de Atención Primaria.

Sistema de información y registro

- Historia de Atención Primaria
- Ficha piloto con marcador de Diabetes
- Historia de Atención Primaria informatizada (icono programa)
- Registros del Sistema de Información y Gestión de Atención Primaria (SIGAP).

Población diana

Total de personas con Diabetes. Población estimada. El 6% de la población total.

Indicador

- % de personas con diabetes valoradas:

  Nº total de personas con diabetes valoradas en el año X 100

  Población estimada de personas con diabetes

ATENCIÓN A PERSONAS CON EPOC

EPOC: Enfermedad Pulmonar Obstructiva Crónica.

Atención sanitaria en seguimiento protocolizado que se presta a toda persona cuyo proceso se caracteriza por una obstrucción al flujo aérea, generalmente progresiva y, a veces, algo reversible, debido a la existencia de una bronquitis crónica y/o un enfisema pulmonar.

Criterios mínimos de oferta

- Existencia en el centro de protocolos clínicos con criterios de inclusión, plan de actuación y seguimiento y criterios de derivación, incluidas pautas de educación sanitaria.
- Diagnóstico de la enfermedad, sospechándose en personas con historia de tabaquismo, quienes presentan criterios de bronquitis crónica, infecciones respiratorias recurrentes y disnea progresiva. Es necesario demostrar un patrón espirométrico obstructivo para confirmar diagnóstico.
- Valoración protocolizada de seguimiento del proceso, con datos clínicos, de laboratorio y pauta actualizada de tratamiento. Actividades de educación y rehabilitación respiratoria.
- Registro en la Historia de Atención Primaria de: diagnóstico, exploración y pruebas complementarias que han llevado al diagnóstico, plan terapéutico y controles de seguimiento.
- Existencia en el centro de un censo de personas con Diabetes, mediante fichas o señalización de Historias de Atención Primaria.

Sistema de información y registro

- Historia de Atención Primaria
- Ficha piloto con marcador de HTA
- Historia de Atención Primaria informatizada (icono programa)

- Registros del Sistema de Información y Gestión de Atención Primaria (SIGAP).

Población diana

Total de personas con EPOC. Población estimada: El 9 % de la población de 40 o más años.

Indicador

- % de personas con EPOC valoradas

$$\frac{\text{Nº total de personas con EPOC que han sido valoradas en el año X 100}}{\text{Población estimada de personas con EPOC}}$$

Deshabituación antitabáquica / Atención a personas fumadoras

Conjunto de actividades que engloban la identificación de las personas fumadoras, la información sobre los riesgos del tabaco y el ofrecimiento de intervención mínima con objeto de conseguir la deshabituación del hábito de fumar.

Incluye:

- Identificación de las personas fumadoras, preguntando siempre sobre el hábito de fumar a los usuarios que acuden a la consulta y especialmente a los que no tienen registro previo. Si son fumadores, registro de la intensidad o grado de adicción (número de cigarrillos fumados al día).
- Ofrecimiento a todas las personas fumadoras del Consejo personalizado para dejar de fumar (o Intervención mínima), es decir, recomendación firme a todas las personas fumadoras sobre los riesgos del tabaco para su salud y los beneficios de no fumar.

- Entrega de folletos informativos, o guía para dejar de fumar según sea ñla actitud hacia su hábito.
- Oferta de la oportunidad de dejar el hábito tabáquico con ayuda de los servicios sanitarios.

Criterios mínimos de oferta

- Identificación de las características de cada persona fumadora y Registro en la Historia de Atención Primaria.
- Preguntar a todo fumador si ha pensado en dejar de fumar y si quiere intentarlo con ayuda.
- En caso afirmativo, ofrecimiento del "Consejo protocolizado a fumadores en consulta", es decir, información, motivación, acuerdo para fijar una fecha par dejar de fumar, refuerzo, entrega de material divulgativo y la oferta de un compromiso de seguimiento sencillo por parte del sanitario para apoyar esa decisión.
- Oferta de seguimiento individual, o grupal, a través de nuevas citas en consulta, reuniones o mediante llamada telefónica.
- Correcta rotulación y señalización en el Centro de Salud sobre el consumo de tabaco.

Sistema de información y registro

- Historia de Atención Primaria.
- Historia de Atención Primaria informatizada (icono programa).
- Registros del Sistema de Información y Gestión de Atención Primaria (SIGAP).

Población diana

Población fumadora y especialmente los grupos de alto riesgo (grandes fumadores, personas con enfermedades cardiovasculares y respiratorias, y mujeres embarazadas). Se declaran fumadores un 35 % de la población andaluza mayor de 16 años.

Indicadores

- % de personas en seguimiento de deshabituación

    Nº de personas fumadoras en seguimiento de deshabituación tabáquica en el año X 100

    Nº total de personas fumadoras estimadas

- % de Centros de Atención Primaria con señalización correcta

    Nº de Centros de Atención Primaria con señalización correcta sobre el consumo de tabaco en el año X 100

    Nº total de Centros de Atención Primaria del Distrito

- % de Centros Docentes con señalización correcta

    Nº Centros Docentes con señalización correcta sobre el consumo de tabaco en el año X 100

    Nº total de Centros Docentes del Distrito

- % de Centros de Atención Primaria con intervención mínima antitabaco:

    Nº de de Centros de Atención Primaria con intervención mínima antitabaco en el año X 100

    Nº total de Centros de Atención Primaria del Distrito.

E. Programas de atención al adulto: inmunizaciones no sistemáticas

Inmunización contra la Gripe

La inmunización de la población frente a la Gripe, con el objetivo de disminuir su incidencia y gravedad en grupos de población en los que el padecimiento de esta enfermedad, supone un riesgo de agravamiento de su estado de salud.

Clasificación y criterios de riesgo

- Alto riesgo:
    - Niños y Adultos con alteraciones crónicas de los sistemas pulmonar y cardiovascular.
    - Residentes en instituciones cerradas con procesos crónicos.
    - Personas de 65 y más años.
- Riesgo moderado:
    - Niños y adultos con otras enfermedades crónicas.
    - Niños y adultos en tratamiento prolongado con ácido acetíl salicílico (riesgo de desarrollar un síndrome de Reye).
- Grupos potencialmente transmisores:
    - Personal sanitario.
    - Familiares y cuidadores en contacto con pacientes en riesgo.
- Otros grupos:
    - Personal empleado en servicios públicos o especiales.
    - Población general no incluida en los grupos de riesgo.

Criterios mínimos de oferta

- Existencia en el centro de criterios de actuación: captación, información, mantenimiento de la red de frío, administración de la vacuna (intramuscular en el deltoides)

- Registro de la vacunación en Hoja de registro y en Documento de vacunaciones del adulto.

Sistema de información y registro

- Hoja de registro de vacunación antigripal.
- Documento de vacunaciones del adulto.
- Aplicación informática del Programa de vacunaciones de Andalucía.
- Historia de Atención Primaria informatizada (Diraya)
- Registros del Sistema de Información y Gestión de Atención Primaria (SIGAP).

Población diana

Población total. Especialmente las personas en alto riesgo frente a la Gripe. Se estima que, aproximadamente, el 10% de la población general se encuentra en alto riesgo.

Indicadores

- Cobertura de vacunados de la Gripe de alto riesgo

    Nº total de personas vacunadas contra la gripe (1 dosis), entre los meses de Octubre y Diciembre, que presentan un riesgo alto frente a la gripe X 100

    Población estimada.

    Nº total de personas de riesgo moderado vacunadas

    Nº total de personas vacunadas contra la gripe (1 dosis), entre los meses de Octubre y Diciembre, que presentan un riesgo moderado frente a la gripe.

Inmunización contra el Tétanos y la Difteria

La inmunización de la población frente al Tétanos y la Difteria, se realiza con los objetivos de disminuir la incidencia de Tétanos, enfermedad de elevada letalidad, y prevenir brotes de Difteria.

Criterios de riesgo

Están dirigidas especialmente, a personas con mayor riesgo de padecer Tétanos, a saber:

- Personas mayores de 50 años que habitan en zonas rurales y/o personas que trabajan en el sector agrícola.
- Usuarios de drogas por vía parenteral.
- Personas con heridas o quemaduras que no estén previamente inmunizados.
- Embarazadas que no tengan historia vacunal completa en el segundo trimestre de gestación. Sólo Tétanos.

Criterios mínimos de oferta

- Se administrará preferentemente, el preparado de vacuna antitetánica y antidiftérica (Td), dada las bajas tasas de anticuerpos frente a la difteria en los adultos.
- Excepto en embarazadas que se utilizará exclusivamente la vacuna antitetánica (T).
- Cumplir las pautas de vacunación completa: 3 dosis de Td o T. Primera dosis, al mes la segunda dosis y al año la tercera dosis (0-1-12).
- Se actuará de acuerdo con las siguientes recomendaciones:
  - Pacientes con ninguna dosis a lo largo de su vida o desconocido: indicación de vacunación completa con 3 dosis a los intervalos establecidos.
  - Pacientes con 1 o más dosis: completar la vacunación, independientemente del tiempo transcurrido entre dos dosis (mínimo 1 mes).

- Vacunación correcta: dosis de recuerdo a los 10 años.
■ Existencia en el centro de criterios de actuación: captación, información, administración de la vacuna (siempre intramuscular), mantenimiento de la red de frío.
■ Registro de la vacunación en la Hoja de registro y en el Documento de vacunaciones del adulto.

Sistema de información y registro

■ Hoja de registro de vacunación antitetánica.
■ Documento de vacunaciones del adulto.
■ Aplicación informática del Programa de vacunaciones de Andalucía.
■ Historia de Atención Primaria informatizada (Diraya).
■ Registros del Sistema de Información y Gestión de Atención Primaria (SIGAP).

Población diana

Población de 15 o más años. Especialmente, las personas en riesgo. Se estima que, aproximadamente, un 1,5 % de la población de 15 y más años deben completar la vacunación antitetánica y antidiftérica.

Indicadores

■ Cobertura de vacunación antitetánica-antidiftérica.

$$\frac{N^o \text{ total de personas que completan vacunación antitetánica-antidiftérica en el año X 100}}{\text{Población estimada}}$$

Inmunización contra la Hepatitis B

La inmunización de la población frente a la Hepatitis B, se realiza con el objetivo de disminuir su incidencia. Dirigida especialmente, a grupos de población con mayor riesgo de padecer la infección.

Criterios de riesgo
- Personal de servicios sanitarios.
- Personal cuya actividad laboral conlleva un riesgo de contagio: funcionarios de prisiones, policías, barrenderos, bomberos, etc.
- Convivientes y contactos sexuales de portadores del Virus de la Hepatitis B.
- Personas sometidas a hemodiálisis, receptores de transfusiones sanguíneas o hemoderivados y trasplantes.
- Disminuidos psíquicos y personas que convivan y trabajen con ellos.
- Personas con contactos sexuales múltiples.
- Usuarios de drogas por vía parenteral.
- Reclusos de larga estancia.
- Otros internados en instituciones cerradas.
- Personas que viajan a países de alta prevalencia.
- Casos concretos donde concurran circunstancias específicas que lo aconsejen.

Criterios mínimos de oferta
- Cumplir pautas de vacunación completa: 3 dosis. Primera dosis, al mes la segunda dosis y a los seis meses la tercera dosis (0-1-6).
- Existencia en el centro de criterios de actuación: captación, información, administración de la vacuna (siempre intramuscular), mantenimiento de la red de frío.
- Registro de la vacunación en la Hoja de registro y en el Documento de vacunaciones del adulto.

Sistema de información y registro
- Hoja de registro de vacunación antihepatitis B.

- Documento de vacunaciones del adulto.
- Aplicación informática del Programa de vacunaciones de Andalucía.
- Historia de Atención Primaria informatizada (Diraya)
- Registros del Sistema de Información y Gestión de Atención Primaria (SIGAP).

Población diana

Población de 15 y más años. Especialmente, personas en riesgo. Se estima que, aproximadamente, un 0,5% de la población de 15 años y más años deben vacunarse contra la Hepatitis B (3 dosis).

Indicadores

- Cobertura de vacunación antihepatitis B

    Nº total de personas con algún criterio de riesgo que completan vacunación antihepatitis B (3 dosis) en el año X 100

    Población estimada

- % de personas con vacunación antihepatitis B completa

    Nº total de personas que completan vacunación antihepatitis B (3 dosis) en el año X 100

    Nº total de personas que reciben la 1ª dosis antihepatitis.

F. DUDAS SOBRE EL TEXTO

____

____

____

G. BIBLIOGRAFÍA

ARGIMÓN, J. M.; JIMÉNEZ, J. (1995) "Epidemiología y atención primaria" en MARTÍN, A. Y COLS. "atención primaria. Conceptos, organización y práctica clínica". Barcelona. Ed. Mosby - Doyma.

DOMÍNGUEZ, V. Y COLS., en PIEDROLA, G. (2002) "Medicina preventiva y salud pública". Barcelona. Ed. Masson. (959-968).

CANO, J. F. (1986) "Diabetes Mellitus" en MARTÍN, A. Y COLS, "Atención Primaria. Conceptos, organización y práctica clínica". Barcelona. Ed. Mosby Doyma, (pp. 546-584).

DE LA FIGUERA, M. Y COLS. (1986). "Hipertensión arterial", en MARTÍN, A. Y COLS, "Atención Primaria. Conceptos, organización y práctica clínica". Barcelona. Ed. Mosby Doyma, (pp. 463-483).

GONZÁLEZ, C.; AGUDO, A. (1986). "Factores de riesgo aspectos generales", en MARTÍN, A. Y COLS, "Atención Primaria. Conceptos, organización y práctica clínica". Barcelona. Ed. Mosby Doyma, (pp. 453-462).

MINISTERIO DE SANIDAD Y CONSUMO (1985). "Guía para la elaboración del Programa del adulto en Atención

Primaria". Madrid. Servicio de Publicaciones del Ministerio de sanidad y consumo.

SEGURA; A. (1998). "Aplicaciones de la epidemiología en Salud Pública", en MARTÍNEZ; J Y COLS. "Salud Pública". Madrid. Ed. Mc Graw Hill.

H. Preguntas de autocomprobación

1ª Explícame cuales son los riesgos, más importantes que cubre el CS, asociados a la edad adulta.

2ª Explicar las poblaciones a las que se dirigen los programas de crónicos, en los centros de salud.

3ª Explícame a que nos referimos con la oferta de los Centros de Salud de deshabituación antitabáquica.

4ª Describe la oferta de servicios a la población adulta en cuanto a inmunizaciones, indicando a que población se dirige.

I. Contestar preguntas de autocomprobación

1ª Explícame cuáles son los riesgos, más importantes que cubre el CS, asociados a la edad adulta.

2ª Explicar las poblaciones a las que se dirigen los programas de crónicos, en los centros de salud.

3ª Explícame a qué nos referimos con la oferta de los Centros de Salud de deshabituación antitabáquica.

4ª Describe la oferta de servicios a la población adulta en cuanto a inmunizaciones, indicando a qué población se dirige.

J. OBSERVACIONES A LAS PREGUNTAS DE AUTOCOMPROBACIÓN

Tema XI
Los diagnósticos de salud

Índice

Introducción a los diagnósticos de salud. Problemas de salud versus necesidades. Estudio de los problemas de salud, necesidades de salud y priorización. Enfoques y procedimientos. Determinación de prioridades. Dudas sobre el texto. Bibliografía. Preguntas de autocomprobación. Contestar preguntas de autocomprobación. Observaciones sobre las preguntas de autocomprobación.

Con respecto a los Diagnósticos de salud o análisis de la situación de salud de una población, aunque denostados por sus muchas críticas, son un instrumento básico para considerar a los centros de salud como centros inteligentes, que adaptan su actividad a las necesidades de la población que atienden, pasando de la visión más homogeneizadora de las estructuras centrales de gestión a una visión más localista, ya que su foco de atención son los habitantes de la zona y sus problemas de salud.

Los alumnos al finalizar el tema deben ser capaces de: definir que es en esencia un diagnóstico de salud y cual es su objetivo; diferenciar problema y necesidad; diferenciar entre diagnóstico de salud, establecimiento de necesidades y priorización de las mismas; explicar los procedimientos que se pueden utilizar y cuando se debe optar por uno u otro.

A. Introducción a los diagnósticos de salud

Los diagnósticos de salud, son procedimientos que analizan los determinantes de la salud de las poblaciones, y que permiten o sirven de base para planificar las actuaciones como respuesta a los problemas y / o necesidades de salud de una comunidad detectados.

En la Atención Primaria de Salud (APS), siempre se ha expresado que deben responder las actuaciones a un diagnóstico de los problemas a atender, cuando estos problemas se refieren no solo a la salud y su diferencial con lo que sería deseable en la zona, sino a la existencia de los servicios de salud básicos definidos por la APS o sus déficits, así como a la falta de recursos para llevar a cabo todo, estamos hablando de las necesidades.

Por esas extrañas razones que se mezclan: excesiva demanda, falta de conocimientos, poca motivación por parte de la empresa, conceptualización como de reflexión teórica,... etcétera, no ha sido lo común que los Equipos Básicos de Atención Primaria (EBAP) que realizarán el Diagnóstico de salud de su zona, de forma continuada, a pesar de la norma:

> 1.4 Realizar un diagnóstico continuado de salud de la Zona y la ejecución de los programas sanitarios que se determinen de acuerdo con aquél, en colaboración con las restantes instancias implicadas[93].

Nosotros creemos que la realización de diagnósticos a nivel centralizado, producen efectos también generalizadores (perdida de sensibilidad) y que por lo tanto se pierde la particularidad de las comunidades, que con respecto a la morbi - mortalidad también existe; de esa heterogeneidad de una

---

[93] Decreto 195/1985, de 28 de Agosto sobre ordenación de los servicios de atención primaria de salud en Andalucía (BOJA nº 89, de 14 de Setiembre).

Comunidad Autónoma, hay que pensar que aunque tenga un gobierno común, los síndromes y las patologías no se reparten de forma normativa y homogénea.

Podríamos decir que existen dos pasos previos a la planificación, la identificación de los problemas de salud, que se corresponde con la medición del estado de salud; a continuación procede la interpretación y el análisis de los problemas de salud identificados y a definir las necesidades de salud; el diagnóstico de salud de la población se hace con instrumentos de medida, la determinación de necesidades, se analiza la significación que hay que darle a la información recogida, preparando la determinación de prioridades.

B. Problemas de salud v/s necesidades

A pesar de que problema y necesidad se utilizan muchas veces de forma indistinta, la literatura es confusa al respecto:

> ...para Hogarth, la necesidad corresponde a una deficiencia o ausencia de salud, determinada a partir de criterios biológicos o epidemiológicos y que conduce a tomar medidas de prevención, tratamiento, control y erradicación. Para Brown y sus colaboradores, la necesidad de salud es un estado de enfermedad percibido por el individuo y definido por el médico.
>
> Para Donabedian, se trata de una perturbación de la salud y del bienestar[94].

Nosotros hemos intentado simplificar el tema, entendiendo que los problemas de salud a analizar, deben observarse desde un concepto amplio de salud, que englobaría a los determinantes de salud de las poblaciones, así podríamos establecer

---

[94] Pineault, R.; DAVELUY, C.; 1994:45.

que problema es un dato estático, y que la necesidad es el dato activo que establece como solucionar el problema hasta donde se pueda, con las técnicas existentes, los servicios y los recursos que se hayan de aportar.

De las necesidades también se han realizado diferentes tipologías, y queríamos aquí mencionar los conceptos de: necesidad normativa, necesidad sentida y necesidad expresada; entendemos por cada una de ellas lo siguiente:

- Necesidad normativa, proviene de la opinión del especialista y se basa en la comparación con estándares o normas de lo que sería deseable con los conocimientos y las técnicas existentes; de hecho la necesidad de una población se definiría en referencia a esa "norma".
- Necesidad sentida, en este caso proviene de la percepción de la población sobre sus problemas de salud.
- Necesidad expresada, la que se objetiviza en una demanda de servicios, procedente de la población.
- Necesidad comparativa, según Bradshaw es la necesidad que un individuo o un grupo debería tener ya que presenta las mismas características que otro individuo o grupo que presentaba la necesidad.

c. Estudio de los problemas de salud, necesidades de salud y priorización

Un estudio o identificación de los problemas de salud o un estudio de las necesidades, se basa en obtener una fotografía de los determinantes de salud de una población, y conseguir un "fiel o unidad de medida" con el que comparar las situaciones que encontramos, o lo que es lo mismo para realizar el estudio necesitamos conocer el "estado de salud deseado" por que la comparación de los datos obtenidos con los que nos aporta el nivel deseado definirá tanto problemas como necesidades.

En cuanto al diagnóstico de salud, diríamos que procede establecer tres fases:

a. La identificación de problemas que se corresponde con la recogida de información y la medición del estado de salud de la población.

b. La interpretación de la información y su contrastación con la norma, que nos llevará a la determinación de necesidades.

c. La priorización de las necesidades, que es una fase de reflexión importantísima que nos llevará a decidir la secuencia de nuestras actuaciones, dado que todos los problemas no son prioritarios ni todos tienen solución[95].

Las etapas que deberemos desarrollar son las siguientes:

- Establecer la pertinencia del estudio, como siempre la revisión bibliográfica nos aportará la posibilidad de que el estudio este realizado ya, o que algunos estudios previos nos den información procedente para el nuestro.

- Determinar los fines del estudio, es importante porque marcan el norte, y nos sirven de brújula, lo cual es importantísimo en estudios de esta envergadura donde a veces hay una tendencia a olvidarlos.

- Definir la población en estudio, si es una población definida por: un espacio geográfico (barrio de Sarriá en Barcelona), un nicho ecológico (población rural de Cádiz), una característica administrativa (pertenencia al ISFAS).

- Definir la información necesaria de cada determinante de la salud de las poblaciones, y la existencia o no de fuentes de datos.

- Establecer los indicadores que utilizaremos y las normas o estándares a utilizar para comparar.

---

[95] NA. Prioridad no es igual a importancia.

- Establecer los procedimientos y las técnicas a utilizar, y protocolizar estas.
- Realización de técnicas y recogida de información.
- Comparar e interpretar los datos: establecimiento de los problemas, definición de las necesidades y priorización de las mismas.
- Elaboración y redacción de un informe final.

D. ENFOQUES Y PROCEDIMIENTOS

Los enfoques o procedimientos que se utilizan han dado lugar a diferentes modelos, así, existen diferentes modelos para los análisis situacionales que podemos encontrar en la bibliografía, como el CEDEX; pero a lo largo de los últimos años coincidiendo con el desarrollo del Programa de la OMS de Ciudades Saludables, y se han extendido las redes de ciudades saludables en nuestro país, en diferentes reuniones y congresos se han ido presentando modelos adaptados a las necesidades de este programa, como el modelo ERYTEHIA (aplicado en Cádiz y San Fernando) y el aplicado por nosotros en Lebrija (Sevilla).

Nosotros queremos expresar que lo fundamental en un diagnóstico es:
- Saber que queremos medir, esto quiere decir que establecemos la información que pretendemos obtener, sobre todos los determinantes de la salud; así deberemos fijar la información que pretendemos obtener sobre:
  - el medioambiente
  - los estilos de vida
  - la biología humana
  - el sistema de cuidados de salud
- La información que decidamos, debe ser seguidamente revisada, a la luz de su existencia o no, lo cual nos llevará a utilizar un procedimiento u otro, a saber:

- Si existen fuentes de los datos (sean sanitarias o no) podemos utilizar el *procedimiento de indicadores* que compila información, que a continuación se puede expresar por medio de relaciones matemáticas, en forma de: proporciones, tasas,...etcétera., así entre los indicadores del sistema de salud:
    - Sociodemográficos.
    - Sanitarios.
    - De utilización, accesibilidad y calidad de los servicios.
    - De recursos.

- Si no existen fuentes de datos, y por lo tanto pretendemos "desarrollar" la información, podemos utilizar el *procedimientos de encuesta,* que desde este punto de vista lo consideraremos complementario.

- Si lo que deseamos es integrar una información que tienen algunas personas, evitando sus sesgos personales, podemos utilizar el procedimiento de búsqueda de consenso, entre cuyas técnicas están entre otras:
    - Las que utilizan un tipo de cuestionarios como: la Técnica Dephi y la de Informantes clave.
    - Las que utilizan la reflexión individual: la técnica de grupo nominal y el brainwriting.
    - Las que utilizan la interacción personal, como: el brainstorming y el forum comunitario.
    - Las combinadas, así: las impresiones de la comunidad.

- Se debe establecer la situación que consideramos normal o estándar sobre aquellas que vamos a compilar, desarrollar o integrar (la media de la comunidad autónoma, por ejemplo).

- A continuación, se comparará la información obtenida con el estándar elegido, para establecer la existencia o no de diferencias, y en el caso de los déficits, lo traduciremos en necesidades las necesidades.

- Y por último se priorizarán las necesidades para establecer la secuencia de las actuaciones: inicialmente encontramos habitualmente una mala definición de los problemas, que se debe subsanar, a continuación se deben definir los problemas mayores y menores, de actuación (existen soluciones) y de investigación (no existen soluciones); y finalmente, priorizar solo las mayores.

En el modelo Laflor y haciendo un breve esquema del mismo se utilizaban los siguientes procedimientos:

- Procedimiento de indicadores, donde se analizaban los siguientes tipos: socioeconómicos, demográficos, sanitarios, de recursos y de utilización de los mismos, usando como tratamiento de la información la compilación.

- Procedimiento de encuesta, donde se buscaba la morbilidad, acudiendo a tres fuentes de información, las consultas médicas del consultorio de la seguridad social; las demandas en el Centro municipal de salud, y la opinión de los profesionales sanitarios del municipio, utilizando como tratamiento de la información el desarrollo.

- Procedimiento de consenso, mediante la Técnica Delphi aplicada a una muestra elegida significativamente entre la población, cuya información se trataba mediante desarrollo e integración.

e. Determinación de prioridades

Hay que diferenciar prioridad de importancia, nuestra pretensión no es establecer cual es el problema o la necesidad principal, lo que buscamos es una secuencia que oriente nuestras actuaciones, para ello previamente, deberíamos:

- Analizar el origen del problema y definirlo correctamente.
- La gravedad del problema, dependiendo de cual la podríamos calcular en términos de población afectada.
- Grado de necesidad, podría utililizarse la letalidad.
- La existencia de intervenciones, su factibilidad y el nivel de prevención hacia el que se dirige cada intervención (hay que dejar abierta la puerta a la creatividad).

La finalidad del proceso de priorización, se empieza a consolidar con nuestro primer objetivo, establecer las prioridades de acción y las de investigación, que vienen determinadas por la existencia o no de intervenciones, si hay intervenciones serán prioridades de acción, si debemos buscar métodos de intervención, las denominaremos de investigación.

La capacidad de la intervención de resolver la necesidad determinara el que calificamos a las anteriores en prioridades mayores y menores.

Por último encontraremos que tenemos cuatro tipo de necesidades, a saber:

- Necesidades mayores de acción.
- Necesidades mayores de investigación.
- Necesidades menores de acción.
- Necesidades menores de investigación.

Generalmente en los procedimientos, una vez establecidas las necesidades mayores y menores, estas últimas son eliminadas.

F. LAS CARACTERÍSTICAS QUE DEBEN POSEER LAS TÉCNICAS

Las cualidades que deben tener las técnicas elegidas, deben ser:

a. Sensibilidad, que en esencia es la capacidad para "identificar" una característica en la población.

b. Especificidad, o capacidad de "diferenciar" una población con una característica determinada de otra que no la posee.

c. Validez, consiste en que el procedimiento elegido permita "medir", aquello que pretendemos medir.

d. Fiabilidad, que es la capacidad de un procedimiento de "dar los mismos resultados" en varias mediciones.

e. Aceptabilidad, que consistiría en la posibilidad de que la técnica sea aceptada por la población y / o los profesionales.

G. DUDAS SOBRE EL TEXTO

H. BIBLIOGRAFÍA

BERNALTE, A. Y COLS. "Diagnóstico de Enfermería del Distrito Cádiz de Atención Primaria de Salud". Revista Enfermería Científica Nº 154-155. Enero - Febrero 1995.

BERNALTE, A. Y COLS. Análisis situacional de los municipios más poblados de la Provincia de Cádiz. Revista Enfermería Científica, Nº 123. Junio 1992.

BERNALTE, A. Y COLS. "Bases para el planteamiento de programas en promoción de la salud". Revista Rol, Año VIII, Nº 77. Enero 1985.

CONSEJERÍA DE SALUD Y SERVICIOS SOCIALES. (1989). "Compendio de

Legislación Sanitaria Andaluza". Consejería de Salud y Servicios Sociales de la Junta de Andalucía, Sevilla.

HANLON, J. J.; PICKET, G. E. (1984) "public Health administration and practice". St. Louis. Times Mirror / Mosby.

LAFLOR, M. V.; BERNALTE, A. Y COLS (1988). "Diagnóstico de la ciudad de Lebrija". Sevilla. Excma. Diputación Provincial de Sevilla.

LAFLOR, M. V. Y COLS. "Análisis de la problemática de salud de la Zona Básica de Salud Rodríguez Arias". Revista Enfermería Científica Nº 176-177. Noviembre - Diciembre 1996.

FEBERERO, E. Y COLS. "Auditor: Un método de auditoria operativa para centros de salud". Revista Enfermería Científica, Nº 139. Octubre 1993.

PINEAULT, R; DAVELUY, C. (1994). "La planificación sanitaria. Conceptos, métodos y estrategias". Barcelona. Ed. Masson.

I. Preguntas de autocomprobación

1ª Introducción a los diagnósticos de salud.
2ª Diferencia problema de salud y necesidad de salud.

3ª Procedimientos para realizar un diagnóstico de salud.

4ª Las etapas que deberemos desarrollar en el diagnóstico de salud de una población.

5ª ¿Qué pretende a determinación de prioridades?

6ª ¿Cuáles son las cualidades que deben tener los procedimientos elegidos?

J. CONTESTAR PREGUNTAS DE AUTOCOMPROBACIÓN

1ª Introducción a los diagnósticos de salud.

2ª Diferencia problema de salud y necesidad de salud.

3ª Procedimientos para realizar un diagnóstico de salud.

4ª Las etapas que deberemos desarrollar en el diagnóstico de salud de una población.

5ª ¿Qué pretende a determinación de prioridades?

6ª ¿Cuáles son las cualidades que deben tener los procedimientos elegidos?

K. OBSERVACIONES A LAS PREGUNTAS DE AUTOCOMPROBACIÓN

Tema XII
La información sanitaria

Índice

En este tema vamos a comentar dos aspectos, a cual más importante, de las organizaciones sanitarias, a saber: los registros y el sistema de información sanitaria.

En cuanto a los registros de la actividad y entre ellos destacar la Historia de Atención Primaria de Salud, no ha sido quizás valorados como algo consustancial al trabajo de los profesionales de la salud, sobre todo por los enfermeros, pero la APS necesita, para realizar una actuación a lo largo de la vida de las personas, de esas fuentes de datos para dar una atención integral.

El sistema de información sanitaria tiene un problema de comprensión, dado que se espera situarlo en un locus, nada más alejado de la realidad está disperso y procede de diferentes fuentes, por ello realizaremos una aproximación a él. Para los alumnos consideramos que es un tema que debe preocuparles y deben profundizar en él, al efecto de: conseguir una integración a nivel intelectual de los registros como algo consustancial a la propia actividad; conocer la HAP utilizada en Andalucía en formato papel; ser capaz de describir la estructura formal de las HAP; poder describir los elementos que componen el sistema de información sanitario; y conocer la estructura de los subsistemas de las organizaciones sanitarias.

A. El registro de la actividad

Nos podíamos preguntar ¿Por qué incluir en los sistemas de registro de atención primaria un registro de actividad? La pregunta se contesta simplemente, dada la necesidad imperiosa que existe de conocer la actividad para poder planificar, organizar, asignar recursos y controlar, es pues, el conocimiento o información básica sobre el servicio o centro del que se trate.

Institucionalmente este tipo de registro permite la gestión de los recursos, estos mecanismos que están establecidos para recoger información específica sobre las actividades que se realizan, son necesarios para la gestión de una empresa de servicios sanitarios

Las nuevas tendencias de descentralización de la gestión y la gestión de unidades clínicas, precisan de sistemas de información sobre la actividad para poder organizar, programar y evaluar sus actividades de forma más coherente y eficaz.

Estos registros nos aportan (generalmente) los siguientes datos:

- Fecha (del día en curso)
- Número de orden (u hora de la cita)
- Sexo (masculino o femenino)
- Situación del cliente (activo o pensionista)
- Motivo de consulta

Existen registros más completos que incluyen:

- Si es primera visita
- Si es a demanda del usuario o programada
- Si se establece un nuevo diagnóstico
- Otras

Otros registros en los centros de salud, son los de:

- Morbilidad, cuyos objetivos son el control de las enfermedades, la planificación y puesta en marcha de medidas preventivas, y la planificación de los cuidados terapéuticos.

- Específicos de programas, que permiten realizar el seguimiento de un servicio que se le oferta a la población.

- La Historia de Atención Primaria, que es el registro más completo de los que se emplean los Centros de Salud.

B. LA HISTORIA CLÍNICA DE ATENCIÓN PRIMARIA

La historia clínica que se utiliza en Atención Primaria es el resultado de un proceso evolutivo[96] cuyos orígenes podíamos datar en el 420 (a.c.) con Hipócrates y la Escuela de Cos, ya que fue aquel quien originó el primer concepto de historia clínica, al describir con precisión naturalista lo que sus ojos podían observar[97], intentando relacionar la enfermedad des-

---

[96] Aragó, I.; 1991: 1839-1946.
[97] Comelles, J. M.; Martínez, A., 1993: 1-43.

crita con el clima, la geografía y la astrología del momento. La historia clínica hipocrática constaba de tres partes[98]: descripción del sujeto, descripción de la enfermedad, y final.

Como menciona Oliver Sacks, fue también Hipócrates el que introdujo el concepto histórico de enfermedad:

> ... la idea de que las enfermedades siguen un curso, desde sus primeros indicios a su clímax o crisis, y después a su desenlace fatal o feliz. Hipócrates introdujo así el historial clínico, una descripción o bosquejo de la historia natural de la enfermedad, que expresa con toda precisión el viejo término de "patología". Tales historiales son una forma de historia natural... pero nada nos cuentan del individuo y de su historia; nada transmiten de la persona y de la experiencia de la persona, mientras afronta su enfermedad y lucha por sobrevivir a ella[99].

Galeno (129-200 D.C.) y las Escuelas Bizantinas (325-430) y Arábigas (800 a 1200) tan sólo "muestran interés y escriben sus experiencias en descripciones genéricas sin ocuparse mucho de la individualidad"... "La historia clínica medieval tiene su expresión más conocida en los ´ Consilia ` o consejos que daba el médico experimentado y que iban pasando de mano en mano en forma de cédula entre nobles y plebeyos. El caso era analizado desde la universalidad y nuevamente los aspectos individuales no eran los de interés"[100].

El Renacimiento transforma los "Consilia" en "Observatio", en donde ya los aspectos del proceso morboso individual si que son comentados. Incluso existen documentos que finalizan con la descripción del cadáver; Sydenham (1624-1689) "describe el caso individual, pero sigue relacionando

---

[98] Ortega, M.; Noviembre 1995: 821-824.

[99] Sacks, O., 1997: 13.

[100] Ortega, M.; Noviembre, 1995 : 822.

de cierta forma: el enfermar con el tiempo y la época del año"[101].

Hermann Boherhave es una figura que da un sello especial a la historia clínica, le otorga un sujeto"[102] es decir nombre, edad, condición social e idiosincracia y le da una estructura: antecedentes remotos; antecedentes próximos; situación actual; curso de la enfermedad, e inspección del cadáver.

Menciona también Sacks de acuerdo con Luria, que el "relato clínico rico en contenido humano conoció un gran auge en el s. XIX y luego decayó, con la aparición de una ciencia neurológica impersonal"; seguía lo expresado por Luria quien reflexionaba de ésta forma: "La capacidad de describir, que tanto abundaba entre los grandes neurólogos y psiquiatras del s. XIX, ha desaparecido casi totalmente,... hay que revivirla"[103].

En éste siglo, los esfuerzos, entre otros, de los hermanos Mayo (1907) de diseñar una historia clínica única por cada paciente en el Hospital Saint Mary's, con la pretensión de dar continuidad a la asistencia, y no sólo permitir dicha continuidad sino también la transmisión de información entre los diferentes médicos que actuaban sobre una misma persona. Estos hermanos engendraron el embrión de la historia clínica de Atención Primaria, y como manifiestan Gené, J. y otros, afirman que debido a su utilización se producían algunos problemas impensables hasta la fecha:

> En contrapartida precisaba de un archivo centralizado, lo que comportaba grandes inversiones en infraestructura y en lentecía el acceso a la información[104].

---

[101] Mencionado por Ortega, M.; Noviembre, 1995: 822.

[102] Ortega, M.; 1992:14-15.

[103] Sacks, O.; 1997:12.

[104] Gené, J.; Jiménez, J. y otros; 1999: 259.

En la década de los veinte, comienza a aparecer un concepto en la literatura, "record linkage", que singulariza el intento de dar un soporte físico, estandarizado y universal a toda la serie de acontecimientos clínico - biológicos que van ocurriendo en la vida de un individuo, como explican los autores antes mencionados:

> ... la segunda gran aportación se produjo en los años veinte, cuando en medio de grandes debates, los hospitales norteamericanos decidieron que para no omitir datos clínicos básicos, se debía unificar la recogida de información. Los profesionales se negaron a perder la libertad de describir libremente a sus pacientes pero aceptaron que los médicos de cada hospital consensuaran su conjunto mínimo de datos básicos[105].

El énfasis en ésta evolución lo pone Lawrence Weed en la década de los sesenta, propugnando un modelo de historia clínica orientada por problemas[106]; sobre las ideas de Weed, se ha articulado la estructura formal de las historias de Atención Primaria.

c. La estructura formal de las Historias de Atención Primaria

Las HAP enfocadas por problemas se han desarrollado como decíamos basándose en las ideas de Weed, y lo han hecho en base a cuatro aspectos: los datos básicos, la lista de problemas, el plan inicial y las notas de evolución clínico-social, donde el seguimiento de los problemas se articula en base a cuatro apartados que responden a las siglas anglosajonas S.O.A.P., a saber: S abreviación de "SUBJETIVE", y que se refiere a

---

[105] Gené, J.; Jiménez, J. y otros; 1999: 259.
[106] Ortega, M.; Noviembre, 1995: 822.

los datos aportados por el paciente ; O remite a OBJETIVE, es decir la impresión del profesional a través de la entrevista, la exploración "objetiva" y las pruebas complementarias; en cuanto a la A, es la abreviatura de ASSESMENT, y se relaciona con el pronóstico del problema o problemas, valorado/s; en cuanto a la P de PLAN, sistematiza los planes diagnósticos, terapéuticos o de educación para la salud.

A pesar de que la información se intenta almacenar con un "formato familiar", en realidad esto es bastante dificultoso, entre otras cosas por la propia definición de familia, y ello condujo a un cierto fracaso que:

> ... se atribuye a la dificultad por concretar el propio concepto de familia. Las experiencias más exitosas han conseguido unir realmente a los que ocupan un mismo edificio o a los familiares más cercanos...[107 y 108].

En nuestro país existían unos once tipos de historias de Atención Primaria, desarrolladas desde la puesta en marcha de la Atención Primaria en los años ochenta, y cuyo ámbito era autonómico; en el contexto andaluz, la historia de Atención Primaria según "el Manual de Normas para la utilización de la HAP" de la Consejería de Salud de la Junta de Andalucía[109], ha de entenderse como un instrumento que registra la información suficiente, precisa y adecuada para:

- el conocimiento del proceso salud-enfermedad del individuo que garantice la continuidad de la asistencia,
- con el fin de mejorar la calidad de la atención médico - sanitaria prestada a éste por el Equipo Básico Atención Primaria;

---

[107] Gené, J.; 1999: 260.

[108] Realmente en Andalucía se trabaja con unidades de convivencia (personas que viven juntas en el mismo domicilio).

[109] Rodriguez, M.; Sagristá, M., 1986:13.

- el conocimiento de la situación de salud de la comunidad, así como de los factores que la están determinando y condicionando para posibilitar la intervención sobre los mismos;
- la evaluación de las actividades desarrolladas;
- la planificación y la organización de futuras actuaciones, tanto en lo que respecta al equipo como a niveles superiores de la Administración Sanitaria;
- y por último facilitar la investigación y la docencia.

Los documentos que componen la HAP en ésta Comunidad Autónoma son: la ficha piloto; la carpeta familiar[110], que puede contener la hoja de observaciones de interés del grupo familiar; la carpeta personal, que puede contener la hoja de seguimiento de consultas, la lista de problemas, la hoja de anamnesis y exploración, la hoja de informe, y la hoja de citación.

De todos estos documentos se consideran básicos en Medicina General y / o Medicina de familia:

- la Ficha piloto, que constituye un sistema manual de control del archivo de HAP;
- la carpeta familiar, donde se reflejan el número de historia, los componentes de la unidad familiar residentes en la misma vivienda, con la relación parental y la fecha de nacimiento de cada uno, así como los médicos o pediatras que les pertenecen a cada uno de ellos. En ésta misma carpeta se registran los datos del entorno: las condiciones de la vivienda y del barrio;

---

[110] La carpeta familiar responde a la idea de la APS de realizar el abordaje de la comunidad desde el grupo familiar, pero esto implica con relación a las nuevas uniones y relaciones de los núcleos de convivencia, una falta de sintonía; se confunden pues, núcleos de convivencia con núcleos familiares.

- la carpeta personal, que contiene los datos de identificación del individuo, el nivel de instrucción, los datos laborales, los datos críticos, la fecha de la última vacuna antitetánica, los hábitos, los antecedentes familiares, los antecedentes gineco-obstétricos (sólo en el caso de las mujeres) siendo éste es el único ITEM diferente entre las historias masculinas y femeninas, a parte del color (rosa para la mujer, azul para el varón, para mejor identificarlas), y por último los antecedentes personales; dentro de ésta carpeta denominada historia personal, estarán incluidas entre otras:
    - la lista de problemas, que incluye una pequeña descripción de los problemas detectados;
    - la hoja de exploración, a modo de guía para la misma; y
    - la hoja de seguimiento de consultas, donde se reflejan los aspectos de la evolución de la relación terapéutica (SOAP).

Los contenidos de la historia varían en parte de los normativos debido a la utilidad que los sistemas de registro tienen para cada uno de los profesionales, y de la decisión de un equipo básico de atención primaria de salud (normalmente del estamento médico del mismo) de establecer como prioritarios unos registros u otros.

D. LA APORTACIÓN DE LAS HAP
A LA CALIDAD ASISTENCIAL

La profusión de artículos existentes sobre la historia clínica y sobre la HAP, son en su mayoría reflexiones al hilo de un hecho, la consideración de que una buena historia es sinónimo de una buena calidad científico-técnica de los servicios que se brindan a los pacientes, y por lo tanto estudian la calidad de éste documento[111], sobre todo en cuanto a los contenidos, los sistemas de registro revisados, son así son utilizados para demostrar la calidad científica y técnica de las actuaciones de los profesionales.

Existen también artículos que ponen en duda la aportación de los registros[112] e indican que en general

> la información de éste registro, aún en los casos que es válida, no es consistente, ni legible, ni está estructurada, ni es fácilmente localizable, recuperable o explotable, y todo el sistema creado para su manejo (documentación y archivo) adolece de grandes ineficiencias. Como consecuencia lógica el conjunto de historias clínicas nos aproximan muy poco al estado de salud de la población[113].

E. LA INFORMACIÓN SANITARIA

La información sanitaria se puede considerar como un sistema de información, entendiendo por ello "el conjunto de información y los subsistemas que permiten la toma de decisiones para la consecución de objetivos.

La existencia de diferentes organizaciones en el campo de la salud, a saber de titularidad pública y privada en la prestación de servicios, así como en la investigación y la formación de recursos hace que podamos desglosar lo que podía ser un sistema de información (global) del subsistema básico versus la toma de decisiones, específico de cada organización.

---

[111] López, P.; 1991:15-22; González de Zárate, P.; 1991:23-37.Bellón, J.; Hernando, I. Y Taboada, P.; 1993: 17-28; Morera, J., Calderón, J y otros.; 1993:211-218.; Rodríguez, R., Peris, F.J.; Catalán,J.B.; 1986: 247-251; Bonfill, X.; 1991:7-13

[112] Bonfill, X.; 1991:7-13.

[113] Con la informatización se ha evitado, al menos, la ilegibilidad.

Ciertamente ese sistema global, ayuda a las organizaciones, también, en la toma de decisiones, dado que la información vertida en diversas fuentes produce: modelos de praxis, descubrimiento de tratamientos, etcétera, información que puede ser de interés para las organizaciones.

La información hay que concebirla como algo dinámico, es decir, la información promueve la acción con dos objetivos básicos:

- producir cambios,
- resolver necesidades.

Antes de seguir con el tema de los sistemas de información, vamos a expresar unos conceptos básicos:

- Los datos. Son elementos individuales cuantificables.
- La información, se deriva de los datos, por agrupamiento y análisis de los mismos.
- El conocimiento (o saber), se refiere al conjunto de patrones que definen las relaciones entre diferentes tipos de información.

F. Sistema de información en Atención Primaria de Salud

No es un mecanismo rígido y bien acotado, que permite la recogida, procesado, análisis y transmisión de la información requerida a los profesionales, por la organización para el funcionamiento de la misma.

Si podemos decir que es el subsistema que contiene elementos (información) procedente de tres áreas:

- La de los eventos registrables sobre la salud y la enfermedad; entre estos estarían los datos sobre: la salud y sus determinantes (incluye los subsistemas básicos de información de las organizaciones), los factores de riesgo, la morbilidad y la incapacidad.

- La de las publicaciones científicas, refiriéndonos a la aportación que estas hacen de datos e información teórica y práctica, que permiten entre otras interpretar y conocer la realidad alrededor del tema de la salud, la enfermedad y los cuidados.
- La de las opiniones de: expertos, administradores, usuarios y profesionales; esta información vertida por las fuentes antes mencionadas, son básicas para la toma de decisiones aunque a veces, su carácter sea más intuitivo o experiencial, que científico.

G. ¿PARA QUÉ SE UTILIZA LA INFORMACIÓN EN ATENCIÓN PRIMARIA DE SALUD?

La aplicación de este conjunto de datos y la información que produce se utiliza en la APS, para:

- La atención clínica. Es en esta área donde hay mayor preocupación, pero debemos indicar que ha existido una deriva del interés, en la última década, hacia el problema de los costes y la búsqueda de la eficiencia.

  Podemos mencionar la Historia de Atención Primaria como fuente de información sobre los eventos en materia de salud, enfermedad y cuidados, también las publicaciones científicas periódicas, como las revistas médicas, de enfermería, de gestión sanitaria, etcétera; y por último la información procedente de los profesionales y expertos, que permiten establecer criterios diagnósticos y terapéuticos, o la de los usuarios y profesionales que permiten mejorar la calidad asistencial.

- La gestión. La información producida y de interés para la gestión, procedente de:

- Del subsistema básico, hoy día en Andalucía fácilmente obtenible con el programa informático de historias, sobre analíticas y pruebas solicitadas.
- De los informes anuales de los diferentes centros de salud o servicios que constituyan la organización.
- La opinión de los usuarios sus quejas y reclamaciones, que pueden utilizarse a nivel de gestión incluso para definir los incentivos de los trabajadores.

- La evaluación. Para este aspecto existe información que aportan:
  - Los sistemas de control de morbilidad, por ejemplo, transmisible, como la producida por el Sistema de vigilancia epidemiológica de Andalucía (SVEA), que permite cotejar el impacto del programa de vacunación.
  - Las publicaciones periódicas sobre control de calidad.
  - Los resultados obtenidos en los diferentes centros con respecto a los objetivos marcados por la organización, aportados por los diferentes profesionales implicados en los mismos, así como por los usuarios.
- La planificación. Así mismo hay información de interés para la planificación:
  - De la población no atendida por la organización (sus servicios)
  - De revistas y publicaciones de Salud Pública y Administración de Servicios.
  - Las opiniones de usuarios y profesionales sobre la accesibilidad organizacional, y de los usuarios, sobre la percepción de la planificación de los servicios (acomodación,...).
- La formación. Implica a diversas organizaciones así:
  - Sobre el sistema básico de información de organización, la prevalencia de ciertos problemas de salud.

- Los planes de formación de profesionales de pre y post grado.
- Las aportaciones de expertos sobre los curriculums; y la de los profesionales sobre la formación continua.

■ La investigación. La investigación en APS es más básica que aplicada, pero entre la información podemos destacar:

- La información de la organización con respecto al binomio: utilización de los servicios o programas / necesidades.
- Entre otras publicaciones, existen monográficos sobre algunos temas en las Tesis doctorales.
- La definición de las líneas de investigación que deben surgir de la opinión de los expertos.

■ Los requerimientos legales. Existe información que se produce por imperativo legal:

- Las organizaciones sanitarias públicas y más concretamente los Servicios autonómicos de salud, poseen información sobre la incapacidad laboral transitoria, ya que ellos generan los partes de incapacidad.
- La información de la normativa "externa" a la organización, se produce en los Boletines oficiales; la interna mediante documentos propios de organización (circulares).
- Los protocolos son generados por los propios centros o grupos de profesionales.

H. EL SUBSISTEMA BÁSICO DE LAS ORGANIZACIONES DE APS

Debemos decir ante todo que su materia prima básica es la información que generan los trabajadores, sobre todo: enfermeros y médicos.

Sus características básicas, son:

- Longitudinalidad. Es la característica esencial, dado que se combinan: la voluntad de un centro de atender durante todo el ciclo vital a los individuos y los grupos, y la decisión de la población de utilizar dicha institución regularmente.
- Accesibilidad. La información registrada es accesible por las bases de datos que existen: archivo de HAP entre otros.
- Integralidad. La información de los centros se integra por distritos o agrupaciones de distritos, por provincias y comunidad autónoma en Andalucía.
- Coordinación. La homogeneización produce unas posibilidades de coordinación dentro del nivel primario y con el nivel especializado.

La información de este subsistema afecta a la estructura, al proceso y a los resultados, a saber:

- Estructura, información de la población a atender, y de los imputts de la organización (profesionales, infraestructuras,...).
- Proceso asistencial, se refiere a las actividades curativas y preventivas, llevadas a cabo por y entre profesionales y clientes.
- Resultados, nos hablan de los cambios beneficiosos / perjudiciales en el estado de salud del paciente o de la comunidad.

I. DUDAS SOBRE EL TEXTO

____

____

____

____

J. Bibliografía

BERNALTE, A.; MIRET, M.T. (2000). "La estructura real de las Historias de Atención Primaria". Revista Enfermería Científica. Nº 214-215. Enero - Febrero.

BERNALTE, A. (2004) "Etnografía de un centro de salud". Cáiz. Servicio de Publicaciones de la Universidad de Cádiz.

BELLON, J.; HERNANDO, I.; TABOADA, P. "Factores asociados a la cumplimentación del registro estático en la Historia clínica de atención primaria". Revista Atención Primaria. Vol. 12, Nº 5, 30/9/1993, pp. 17-28.

BONFILL, X. "Epidemiología e información clínicas" Departamento de Sanidad del Gobierno Vasco, Cuadernos de Salud, nº 3. Vitoria, 1991, p. 7-13.

GONZALEZ DE ZARATE, P. "La información y la comunicación médica como una necesidad en la práctica clínica de nuestros días". Departamento de Sanidad del Gobierno Vasco, Cuadernos de Salud, nº 3. Vitoria, 1991, p. 23-37.

LÓPEZ, P. "La Historia clínica como base de la documentación asistencial" Departamento de Sanidad del Gobierno Vasco, Cuadernos de Salud, nº 3. Vitoria, 1991, p. 15-22.

MIAJA DE SÁRRAGA, F.; CUSTODI, J. Y COLS "Registros en Atención Primaria". Ed por los autores. Madrid. 1990.

MORERA, J.; CALDERÓN, J.; Y COLS. "Calidad de las historias clínicas en unCentro de Salud". Medifam, 1993; 3 (4), pp. 211-218

ORTEGA, M. "La Historia Clínica como elemento fundamental en A.P.". Revista Centro de Salud. 1995, 3 (11), pp. 821-824.

RODRIGUEZ, R.; PERIS, F. J.; CATALÁN, J. B. "Modelo de Historia Clínica del adulto orientado por problemas, para Atención Primaria". Anales de Medicina Interna, 1986, 3 (5), pp. 247-251.

RODRIGUEZ, M.; SAGRISTÁ, M. "Manual de normas para la utilización de la Historia de Atención Primaria" Consejería de Salud. Junta de Andalucía, Sevilla, 1986, p.13.

K. PREGUNTAS DE AUTOCOMPROBACIÓN

1ª Explica porque es consustancial a la actividad de un enfermero comunitario, el cumplimentar los registros.

2ª Describir la estructura formal de las HAP de Andalucía en formato papel.

3ª Describe los elementos que componen el sistema de información sanitario.

4ª Explica como es la estructura de los subsistemas de las organizaciones sanitarias.

5ª Cual es tu opinión sobre la aportación de las HAP a la calidad asistencial.

6ª Describe para qué se utiliza la información en Atención Primaria de salud.

L. Contestar preguntas de autocomprobación

1ª Explica porque es consustancial a la actividad de un enfermero comunitario, el cumplimentar los registros.

2ª Describir la estructura formal de las HAP de Andalucía en formato papel.

3ª Describe los elementos que componen el sistema de información sanitario.

4ª Explica como es la estructura de los subsistemas de las organizaciones sanitarias.

5ª Cual es tu opinión sobre la aportación de las HAP a la calidad asistencial.

6ª Describe para qué se utiliza la información en Atención Primaria de salud.

____

____

____

____

____

____

____

____

____

M. OBSERVACIONES SOBRE LAS PREGUNTAS DE AUTOCOMPROBACIÓN

____

____

____

____

____

____

____

____

Tema XIII
La participación comunitaria

Índice

Los profesionales del sector salud vemos, en general, con suspicacia la habilidad de los ciudadanos para criticar o comprender la complejidad de las acciones en salud. Estamos al mismo tiempo, absolutamente convencidos de nuestra cualificación científica: los ciudadanos tienen las creencias, nosotros tenemos el conocimiento.

La cita inicial "ellos tienen las creencias, nosotros el conocimiento" refleja el eje central del debate del derecho de los ciudadanos a participar en el sistema de salud.

El alumno al finalizar el tema deberá ser capaz de: comprender el conflicto entre los sistemas de valores de los ciudadanos y los de los profesionales y elaborar estrategias para abordarlo; entender la importancia de implicar a los ciudadanos en su propia salud y en el sistema sanitario; explicar cuales son las principales estrategias para potenciar la Participación de los ciudadanos en el Sistema de Salud; definir que es una Asociación de Ayuda Mutua y Voluntariado; establecer la importancia que tiene que el Plan Andaluz de Salud, contemple objetivos operativos en materia de Participación Social; explicar el importante papel que tienen los ciudadanos y sus movimientos asociativos, en la potenciación y consideración de la enfermería.

A. Sobre la participación social

La Participación Social constituye una innovación radical de la que no existen precedentes, tanto en los servicios de salud como en la sociedad.

En términos generales podemos referirnos a la participación como un mecanismo originado con el establecimiento del Estado Moderno desde el que se comienza a admitir al individuo en la sociedad como un ciudadano que tiene capacidad y responsabilidad para dotarse de un gobierno democrático. En un sentido más restringido y más cercano a nuestra realidad, la participación se entiende como un ejercicio complementario a la democracia representativa e incluso como una necesidad para su avance y profundización.

En nuestro contexto social, el término Participación social es ampliamente utilizado por parte de diversos agentes sociales, organizaciones, partidos políticos, medios de comunicación e instituciones de desarrollo (ONGs). Tal diversidad de usos y abusos conlleva obviamente a una ambigüedad e imprecisión del concepto que dificulta identificar el fenómeno, para poder estudiarlo de forma científica y luego plantear alternativas fundamentadas y eficientes.

B. Participación social en el sistema sanitario

Participar no consiste en brindar información pública sobre los planes y servicios puestos en marcha, ni consiste en la descentralización de los mismos (aunque esta, aumenta la eficiencia de los servicios y la agilización de los trámites administrativos). Participación no es la elaboración de normas o documentos sobre como regular la participación. Participación no es sólo el diálogo con las asociaciones de vecinos.

El sistema de salud es aquel que se construye en torno a los significados, los valores, las normas de comportamiento, etc. de los miembros del colectivo social. Su función es, por tanto, articular la experiencia de la enfermedad, dando coherencia a las creencias sobre las causas de la enfermedad, la experiencia de los síntomas, los patrones concretos de comportamiento ante la enfermedad, las decisiones relativas a tratamientos alternativos, las prácticas terapéuticas y a la evaluación de los resultados de estas.

Uno de los elementos de importancia en nuestro caso es la presencia del conflicto en las relaciones entre los diferentes participantes en el proceso. Cada uno de ellos tiene su propio modelo explicativo, dando lugar a diferentes realidades clínicas para los mismos episodios de enfermedad, que se reflejan en expectativas discrepantes, y en problemas de comunicación.

La dificultad principal de hacer inteligible y operativa la participación comunitaria consiste en que en ella convergen dos espacios diferenciados con sus distintas lógicas de acción: de un lado, los servicios de salud que en función de sus nuevos objetivos requieren legitimación social y de otro, del mismo sistema político democrático que necesita generar procesos intermedios que lo consoliden.

Además de ello, la idea de participación ciudadana está condicionada por el estereotipo que las asociaciones han formado en sus luchas reivindicativas, lo que hace que muchos políticos y profesionales, consideren que todo tipo de participación tiende por naturaleza a una constante confrontación.

Desde el ámbito de la Atención Primaria y tras la reforma se han realizado diversas experiencias de Participación Comunitaria, en ámbitos locales y sectoriales, pero han sido experiencias con un marco de referencia excesivamente localista con lo que difícilmente pueden generalizarse, y por lo general han tendido a estancarse.

Participación siempre significa algún tipo de cesión de responsabilidad y/o de poder, es decir, redistribución de poder. Esta situación es la que explica la oposición de significativos sectores directivos de los servicios de salud frente a la participación. Un sistema, que como el sanitario está transformando internamente sus relaciones de poder, difícilmente puede asumir un proceso de reajuste con el exterior del mismo simultáneamente.

Por otra parte, la comunidad se articula en un continuo que va desde la totalidad de la población, hasta la población asociada u organizada (fracción consciente), para por último acabar en los individuos, líderes o representantes sociales, que culminan esa red que conforma el espacio social. Esta estructura válida hasta hace muy poco tiempo, se encuentra en la actualidad muy alejada de la realidad, debido a la existencia de una densa red de relaciones individuales, grupos sociales, organizaciones y redes de comunicación.

C. CAUSAS DE LA NO PARTICIPACIÓN

Son varias las causas que han hecho que la participación comunitaria no haya tenido un desarrollo eficiente, a saber:

- el individualismo engendrado por nuestro tipo de sociedad rompe las solidaridades colectivas y actúa como un freno eficaz contra la participación ciudadana; por lo que la presión de la comunidad demandando participación es escasa.

- falta de tradición participativa, existiendo un gran vacío en la articulación del tejido social.
- la propia tendencia que tienen las sociedades complejas, hacia la reducción de la esfera pública de los individuos y a la desintegración de sus vínculos sociales[114].
- los objetivos a corto plazo del sistema sanitario están estructurados de tal forma que no requieren de la participación comunitaria para cumplirse.
- los servicios de salud carecen de cohesión organizativa y capacidad operativa para asumir las consecuencias de la participación comunitaria.

Las estructuras sociales y participativas se ven afectadas por la inhibición de los ciudadanos ante las tareas comunitarias (políticas, sociales, sindicales, etc.). Existe, como acabamos de comentar, una tendencia importante en las sociedades complejas hacia la reducción de la esfera pública de los individuos y a la desintegración de sus vínculos sociales. Esto es constatable en el bajo nivel de afiliación en todas las organizaciones asociativas (partidos, sindicatos, asociaciones de vecinos, culturales, de salud, de enfermedad, etc.) y en la actividad lánguida y ejercida por unos pocos de dichas asociaciones.

No hay que olvidar tampoco que existe un factor inherente a todos los procesos de participación, su interdependencia con las estructuras de poder social, institucional o no; la participación sin poder es un proceso vacío[115]. En este sentido se ha comprobado que los individuos que participan en organiza-

---

[114] NA. Quizás una nueva forma de control social.

[115] Ciertamente la participación en órganos no decisionales y su abandono, n os lleva a pensar que cuando se tiene "responsabilidad y no autoridad" se llega a la frustración de los individuos, aunque no reivindiquen otro poder sino el de decidir.

ciones voluntarias poseen un alto grado de altruismo, pero esto no impide que junto a él, se dé paralelamente, un deseo manifiesto o latente de poder.

El ejercicio de reivindicación y de participación ciudadana tiene una función de presión social y de diálogo, por lo que el objetivo de las asociaciones no consiste en ser la alternativa a las administraciones, sino en mejorar su funcionamiento. En este sentido, las organizaciones ciudadanas no representan a colectivos sociales, sino que defienden intereses de esos colectivos.

A pesar de que del tema de la participación se habla desde hace décadas, hay que mencionar:

- que ya en la Conferencia de Alma Ata (1978) se instó para que se tuviese en cuenta la participación de la comunidad en todo el proceso sanitario, pero básicamente, en la Atención Primaria de Salud: "El pueblo tiene el derecho y el deber de participar individual y colectivamente en la planificación y aplicación de su atención de salud".

- que la Constitución española en su artículo 9.II reconoce que "corresponde a los poderes públicos promover las condiciones y facilitar la participación de todos los ciudadanos en la vida política, económica, cultural y social.

- que la Ley General de Sanidad contempla por primera vez la "participación de la comunidad en la planificación, gestión y evaluación de los servicios sanitarios", y crea para ello dos órganos: los Consejos de Salud y los Consejos de Dirección del Área de Salud.

- que existen normas y decretos tanto del Servicio Nacional de Salud, como de los correspondientes organismos autónomos de las diferentes comunidades, que enuncian a la participación como deseable y necesaria.

La realidad, es que no se han establecido los mecanismos necesarios para facilitar esa participación en la planificación y gestión sanitaria. Que esa voluntad política que nombrábamos anteriormente, no se ha traducido en el establecimiento de medios y canales reales, no se han llevado a cabo cambios importantes en la democratización de la gestión sanitaria y en la posibilidad de participación de la comunidad en la asistencia sanitaria.

D. Obstáculos a la participación

Entre estos podemos mencionar los siguientes:
1. No se han establecido por parte de la administración, los mecanismos necesarios para facilitar la participación de la comunidad.
2. No existe un movimiento ciudadano organizado en torno a la defensa de la salud.
3. La población no está motivada para asumir sus propios problemas de salud.
4. Existen dificultades en las relaciones entre los profesionales sanitarios y la comunidad.
5. No existe una corriente de información clara y continua entre la administración, los profesionales y la comunidad.
6. La formación y educación, tanto de los profesionales sanitarios como de la población general, no es la adecuada.

E. Estrategias de participación social

Para realizar una buena estrategia de Participación Social podemos apuntar los siguientes criterios:
- Establecer un sistema de relaciones informales con agentes sociales en todos los niveles del sistema.

- Instrumentar políticas organizativas que permiten mejorar las relaciones con los usuarios e incrementen la participación social.
- Introducir en la Educación formal la educación para la salud, con los objetivos que se definen en la "Guía de educación para la salud desde la mirada antropológica".
- Elaborar una estrategia de comunicación que informe y mejore la comunicación entre los servicios sanitarios y la población.
- Desarrollar políticas informativas dirigidas específicamente a los profesionales de los servicios para que se asuman los efectos de la innovación y el cambio, respecto a la participación.
- Proponerse objetivos relacionados con la Participación Social en todos los niveles del sistema de servicios de salud.

Es necesaria una toma de conciencia por parte de los profesionales sanitarios y la población de la necesidad de su participación[116], han de comprender que si no participan, las cosas no se modificarán; esta toma de conciencia debe ser a nivel individual y colectivo.

La comunidad es la que mejor conoce cuales son sus problemas. Los ciudadanos deben dejar de ejercer como sujetos pasivos y opinar sobre qué es lo que quieren. Si la población colabora en el establecimiento de los objetivos se habrá dado un gran paso, ya que de esta manera no será manipulada y los objetivos estarán más cercanos a la realidad.

La participación social en los servicios sanitarios es deseable por muchos motivos: como un valor político en sí mismo; como un canal para la comunidad en la fijación de priori-

---

[116] NA. Quizás convertir la participación en un valor, es contradictorio con lo que los grupos de poder pretenden como formas de control social.

dades y planificación de los servicios sanitarios; como parte de un proceso educativo de la comunidad, los profesionales y administradores; y como una salvaguarda contra las influencias unilaterales de proveedores de los servicios sanitarios. Por otro lado la participación social, puede dar como resultado una mejora de la función gestora de los servicios, al introducir elementos de información más fiable en aspectos como la accesibilidad o aceptabilidad de los servicios o en la detección de necesidades no cubiertas.

La necesidad de participación social en los servicios sanitarios, si bien siempre es importante, adquiere más relevancia hoy en día cuando debido a la escasez de los recursos es imprescindible optar por unas cosas y renunciar a otras. Los juicios de valor sobre la vida y la muerte o la fijación de prioridades en el sector sanitario no deben ser competencia exclusiva de los profesionales.

Se han detectado muchos problemas, tanto en España como en otros países, al intentar poner en marcha la participación social en los servicios sanitarios. Por una parte la mayoría de los ciudadanos no parecen estar interesados en participar, quizá porque no vean ninguna ventaja en ello o porque tal vez se conforman con la situación actual, o bien una sea consecuencia de la otra. Por otra parte los proveedores, los profesionales y la administración, no sienten gran entusiasmo por la participación social y muchos de ellos piensan que dicha participación constituye una amenaza para su estatus actual.

La participación debe ser fomentada de forma activa. Es un proceso continuo que exige recursos, dinero y gente dinamizándolo, y que debiera ser tenido en cuenta en todos los programas llevados a cabo por los servicios sanitarios.

También, y además de incluir los derechos y deberes de los organismos de participación, a la población hay que garantizarle el derecho y los mecanismos necesarios de acceso a la información, asistencia a reuniones y participación en la toma de decisiones, de dotarlos de los recursos humanos y económicos necesarios para el desarrollo de sus tareas, fomentando y ayudando a la consolidación de todas las asociaciones de ayuda mutua y voluntariado del campo de la salud.

F. LAS ASOCIACIONES DE AYUDA MUTUA Y VOLUNTARIADO DE SALUD

La comunidad tiene en sus manos un mecanismo para llegar a donde los organismos públicos no llegan, que consiste en organizarse, en asociarse para lograr sus objetivos. Las asociaciones de afectados por alguna enfermedad y familiares son el medio más idóneo para que las personas que padecen una misma dolencia o sus familiares puedan unirse para prestarse apoyo mutuo.

Una asociación brinda la ocasión de participar y de hacer partícipes de una problemática a otras personas; a través de las asociaciones los ciudadanos se convierten en personas activas que participan para cambiar o modificar lo que no les gusta e introducir lo que no existe.

Así pues una asociación es una agrupación de personas que se unen y se organizan para alcanzar un fin común y que tiene unas determinadas características como son:

- debe estar formada por un grupo de al menos 3 personas,
- debe tener unos objetivos colectivos,
- debe no tener fines lucrativos, es decir, no buscar intereses económicos, si no intereses sociales y de solidaridad,
- sus miembros deben organizarse y trabajar en común.

El asociacionismo es un indicador importante de la evolución de la sociedad civil, en cuanto a lo que supone de participación en la gestión y priorización de los servicios que ofrece la administración en general, y la administración sanitaria en particular.

Efectivamente en una sociedad donde los cuidados informales se encuentran en plena transformación (el nuevo papel de la familia y sobre todo de la mujer) y donde los servicios públicos tienen cada vez más difícil llegar a la población por la complejidad social de los problemas, las asociaciones de ayuda mutua y voluntariado, suponen un apoyo de valor incalculable, específico, cualitativamente distinto y complementario a los cuidados aportados por los profesionales.

G. La participación en el Plan Andaluz de Salud

El II Plan Andaluz de Salud contempla en su propuesta estratégica, no simplemente metas que a nada comprometen sobre participación social, sino objetivos operativos y concretos para trabajar con y desde la comunidad.

Sirvan, como ejemplo:

1. Con las asociaciones de alcohólicos anónimos colaborará para (Objetivos 11, 23, 54 y 87)
   - conseguir un porcentaje alto de población abstinente de alcohol (objetivo 87).
2. Con las asociaciones juveniles (Objetivos 10, 11, 12, 23, 28, 31, 54, 57, 79, 82, 84, 85, 87y 90)
   - propiciar la participación directa de los jóvenes en las actividades destinadas a la reducción y control de riesgos, a través de la formación de mediadores juveniles y la comunicación permanente sobre la evolución de los problemas que les afectan, para propiciar una respuesta social conjunta (objetivos 57 y 59).

3. Con los colectivos ciudadanos (Objetivos 10, 11, 12, 23, 28, 59, 62, 68, 79, 82, 84 y 85)
   - reducir la mortalidad de cáncer broncopulmonar y enfermedades pulmonares crónicas, mediante campañas de difusión, información sobre las consultas de deshabituación tabáquica, los peligros del tabaquismo, etc... (objetivos 12, 23, 28, 84 y 85)
   - potenciar la prevención de invalideces e incapacidades, mediante la atención precoz de las personas mayores (objetivo 59).

4. Con las asociaciones de mujeres (Objetivos 12, 23, 28, 34, 37, 57, 84, 85 y 90)
   - prevención, detección y seguimiento de los malos tratos y del abuso sexual en mujeres (objetivo 34)
   - realización de actividades de difusión y captación de mujeres para los programas de atención a los cambios del climaterio femenino (objetivo 36) y de atención al embarazo, parto y puerperio (objetivo 37).

5. Con las asociaciones de diabéticos (Objetivos 24, 79 y 82)
   - realización de campañas de información y difusión, sobre la importancia del ejercicio físico en la prevención de la diabetes y otras enfermedades como las cardiovasculares (objetivo 82).

6. Con las asociaciones de ayuda contra la droga (Objetivos 10, 11, 31 y 54)
   - contribuir al descenso de la incidencia del VIH/SIDA mediante la distribución de jeringuillas y agujas de un solo uso, preservativos, etc. a los colectivos de riesgo, y establecer iniciativas de soporte social para los afectados (objetivo 31).

7. Con las asociaciones de afectados de enfermedades neurológicas, demencias, de ayuda a la drogadicción, etc. (Objetivos 33, 51 y 61)

- conocer la problemática y las necesidades de los colectivos de afectados por enfermedades neurológicas, demencias y otros problemas como la drogadicción, con el fin de establecer la coordinación entre los diferentes sectores implicados: salud, servicios sociales, trabajo, justicia y otras instituciones (objetivo 33).

8. Con las asociaciones de afectados de enfermedades congénitas (Objetivo 38)

   - colaboración con los servicios hospitalarios especializados para el apoyo a los padres y/o familiares de recién nacidos con enfermedad congénita (objetivo 38).

9. Con las asociaciones de afectados de problemas de salud mental (Objetivo 51)

   - colaborar en la formación de los profesionales sanitarios, preferentemente de atención primaria, respecto a la salud mental del niño y adolescente, en cuanto a la sensibilización y el conocimiento de la problemática y necesidades diarias (objetivo 51)
   - "utilización y aprovechamiento" de los recursos que para la salud mental de los niños y adolescentes pudieran tener las asociaciones (objetivo 51).

10. Con las asociaciones de personas mayores (Objetivos 59, 61, 62 y 79)

    - conocer las necesidades de las personas mayores al alta hospitalaria, con el fin de establecer los protocolos de coordinación entre los servicios sanitarios y sociales implicados (objetivo 61).

11. Con las ONG de ayuda a la inmigración se colaborará para (Objetivos 65 y 66)

    - captación de la población inmigrante para atender por parte de los servicios sanitarios los problemas de salud que pudieran presentar, al objeto de preservar su salud individual y colectiva (objetivo 66).

H. Enfermería y participación social

Es evidente que uno de los principales ejes en los que gira la Salud Pública del siglo XXI es la Enfermería, y dentro de ella, la imprescindible Enfermería Comunitaria.

En el 21º Congreso del Consejo Internacional de Enfermeras (CIE) se estableció como reto, emprender una acción comunitaria, coordinar y aunar esfuerzos con las poblaciones, establecer metas comunes y compartir responsabilidades, riesgos y beneficios.

El CIE considera también, que las enfermeras deben cooperar con la comunidad y sus asociaciones de cara a fomentar y mejorar la salud de la población pero sobre todo, con el fin de –a través del trabajo común– potenciar la figura de la enfermería. Entendiendo por cooperar con la comunidad, al proceso por el cual esta ejerce su derecho a participar en la adopción de decisiones sobre su propia salud y planificar y evaluar los servicios para conseguir una mayor autonomía y control social de los recursos destinados a la misma.

Pero para establecer la cooperación entre el personal de los servicios de salud, y más específicamente de enfermería, debemos mantener dos principios fundamentales:

- UNO. Las personas tienen la capacidad de pensar y trabajar juntas para mejorar la calidad de vida.
- DOS. Deben compartirse con la comunidad los conocimientos, capacidades, responsabilidad y recursos con el fin de que su distribución sea más equitativa y mejore la autonomía.

Cuidar, función y objetivo de la enfermería, implica tomar decisiones acerca de la salud y el bienestar de las personas. Teniendo en cuenta que los ciudadanos son los que mejor conocen sus problemas, es justo que deben ser ellos por tanto como interesados, los que deben opinar sobre lo que quieren o no quieren del sistema de salud en general y de los cuidados específicos que se le ofrecen en particular, según sus propias creencias y juicios de valor.

Llegados a este punto, y con el fin de trabajar codo con codo con la comunidad, debemos diferenciar entre el **cuidado formal o profesional** en el que debemos cuidar "con" la otra persona, **del cuidado informal** prestado por familiares y amigos, donde existe una relación afectiva y de expresión de compromiso duradero; **del cuidado voluntario** que es prestado por grupos u organizaciones que no están unidos por lazos de parentesco o amistad a la persona que recibe dichos cuidados.

Hasta hace relativamente poco tiempo, los cuidados informales los prestaba casi exclusivamente la familia y dentro de esta la mujer, dedicada a la protección, cuidado y atención de los miembros que la integraban, cuidando tanto a las personas enfermas como sanas de la familia y red social cercana.

I. DUDAS SOBRE EL TEXTO

J. BIBLIOGRAFÍA

BERNALTE, A. Y COLS. (2003). "Una guía de educación para la salud desde la mirada antropológica". Cádiz. Servicio de publicaciones de la Universidad de Cádiz.

BLEDA, J.M. "Bases para la discusión de un modelo teórico de participación comunitaria en los consejos de salud"

CONSEJERÍA DE SALUD. II Plan Andaluz de Salud. Objetivos y Estrategias. Consejería de Salud de la Junta de Andalucía. Sevilla 1999.

DOMINGUEZ ALCON, C. (1998). "Cuidado informal, redes de apoyo y políticas de vejez". Index de Enfermería Año VII nº 23.

FERRANDEZ, A.; PEIRO, J. (1989) "Promoción participativa y estructuras de poder" En: Estrategias educativas para la participación social humanitas". Barcelona. FERRANDEZ, A.; PEIRO, J.(1989) "Promoción participativa y estructuras de poder" En: Estrategias educativas para la participación social humanitas". Barcelona.

GAMINDE INDA, I. (1998). En INFORME SESPAS. "La Salud Pública y el futuro del Estado del Bienestar". Sociedad Española de Salud Pública y Administración Sanitaria, SESPAS.

GUTIERRES RESA, A. "Reflexiones sobre la solidaridad" Revista de Intervención Social.

IRIGOYEN, J. "Acción Comunitaria: Mecanismos para la Participación Social". IV Jornadas de Salud Pública y Administración sanitaria y II Jornadas de Salud del Mediterráneo.

MORENTE MEJIAS, F. "Crisis del modelo tradicional de la vejez. Una hipótesis sociológica" IV Congreso Español de Sociología, 1992

RUEDA MARTINEZ DE SANTOS, J. R. "Los Consejos de salud en Gran Bretaña. Análisis de una experiencia".

OMS (1986). CARTA DE OTAWA. Ginebra. OMS.

URRUTIA, V. "Planificación y participación ciudadana". I Jornadas de Planificación Social en la Administración local.

K. Preguntas de autocomprobación

1ª Realiza un concepto comprensivo de la participación.

2ª A que se debe el conflicto entre los sistemas de valores de los ciudadanos y los de los profesionales y que estrategias existen para abordarlo.

3ª Explícanos la importancia de implicar a los ciudadanos en su propia salud y en el sistema sanitario.

4ª Defínenos las principales estrategias para potenciar la Participación de los ciudadanos en el Sistema de Salud.

5ª Defínenos que es una Asociación de Ayuda Mutua y Voluntariado.

6 Explícanos la importancia que tiene que el Plan Andaluz de Salud, contemple objetivos operativos en materia de Participación Social.

7ª Descríbenos el importante papel que tienen los ciudadanos y sus movimientos asociativos, en la potenciación y consideración de la enfermería.

L. Contestar preguntas de autocomprobación

1ª Realiza un concepto comprensivo de la participación.

2ª A que se debe el conflicto entre los sistemas de valores de los ciudadanos y los de los profesionales y que estrategias existen para abordarlo.

3ª Explícanos la importancia de implicar a los ciudadanos en su propia salud y en el sistema sanitario.

4ª Defínenos las principales estrategias para potenciar la Participación de los ciudadanos en el Sistema de Salud.

5ª Defínenos que es una Asociación de Ayuda Mutua y Voluntariado.

6ª Explícanos la importancia que tiene que el Plan Andaluz de Salud, contemple objetivos operativos en materia de Participación Social.

7ª Descríbenos el importante papel que tienen los ciudadanos y sus movimientos asociativos, en la potenciación y consideración de la enfermería.

M. OBSERVACIONES SOBRE LAS PREGUNTAS DE AUTOCOMPROBACIÓN

TEMA XIV
ENFERMERÍA COMUNITARIA
EN ANDALUCÍA. HISTORIA

ÍNDICE

Antecedentes de la enfermería. Historia de la Enfermería de Salud Pública. La Enfermería Comunitaria. Desarrollo de la enfermería de Atención Primaria en la comunidad autónoma andaluza. Dudas sobre el texto. Bibliografía. Preguntas de autocomprobación. Contestar preguntas de autocomprobación. Observaciones sobre las preguntas de autocomprobación.

La pérdida de una visión diacrónica o de los procesos, en suma, que han dado origen a las situaciones actuales, no solo constituiría una perdida de perspectiva, sino que nos hurtaría el conocimiento de: decisiones, hechos, hitos en definitiva, que han hecho de la enfermería comunitaria lo que es, hoy en día.
El alumno al acabar el tema, debe ser capaz de: reconocer en el proceso histórico, aquellos hitos que han sido de importancia capital en el desarrollo enfermero; describir la evolución de la enfermería comunitaria; identificar algunas peculiaridades del desarrollo de la enfermería de Atención Primaria en la Comunidad Autónoma andaluza.

a. Antecedentes de la enfermería

La Enfermería, como toda actividad social se desarrolla en un contexto histórico en permanente cambio y conflicto. Para analizar la aportación de la enfermería, es necesario conocer su pasado y que factores históricos han contribuido a su desarrollo y limitaciones.

Los condicionamientos históricos que han modelado la profesión de enfermería están relacionados con la naturaleza de las actividades que ha desarrollado desde un principio, tradicionalmente asociadas al cuidado de la persona enferma y de los más necesitados, que han estado caracterizadas fundamentalmente por la división sexual del trabajo, la división social del mismo y la religión.

La división sexual del trabajo

La división sexual del trabajo ha conllevado la subordinación de la mujer, su relegación al ámbito doméstico y su exclusión de la vida pública; esto ha hecho que las responsables de las tareas que se desarrollan como decía en el ámbito doméstico, en el área de la reproducción, sean las mujeres. Es decir se ocupan de la salud de los miembros de la familia del acondicionamiento del ambiente doméstico, de la alimentación, de la higiene personal y doméstica, de la expresión y la canalización de la afectividad, del cuidado de los niños, ancianos, discapacitados, minusválidos físicos y psíquicos, y también del cuidado de los moribundos y de los enfermos; pero todas estas responsabilidades no tienen un reconocimiento social ni económico, al considerarse ajenas al sistema de producción de bienes y servicios.

Por otro lado, los conocimientos empíricos de las mujeres se transmitían por tradición, y eran de dominio público. Así los remedios caseros, las aplicaciones medicinales de ungüentos y hierbas y la atención al parto eran prácticas y saberes compartidos de generación en generación; las actuaciones eran visibles y cualquier mujer podía ser enfermera porque, empíricamente, cualquiera podía "cuidar". El saber y la práctica de las mujeres sanadoras formaba parte de la cultura popular y a ellas acudían las clases pobres y populares en busca de ayuda y soluciones a sus problemas de salud.

Al contrario el conocimiento médico se transmitía de manera hermética sin que trascendiera a la comunidad y era ostentado por los hombres (sacerdotes / magos / médicos) que ya en el siglo XIV habían conquistado un absoluto monopolio sobre la práctica de la medicina entre las clases superiores. De este modo se establecían dos clases del "saber sanitario" una lega o popular (empírica) y otra científica, profesional y especializada; incluso el campo de la obstetricia perdió el carácter de servicio que tenía entre las vecinas y se convirtió en una actividad lucrativa ejercida por el médico.

La división social del trabajo

En el marco del proceso de producción, se impuso en el sistema sanitario una jerarquización determinada por los papeles que las clases sociales y los sexos desempeñaban en la sociedad. En el equipo sanitario se estableció un orden jerárquico muy definido, en cuya cumbre estaba el médico, con frecuencia de clase media alta; a continuación se encontraban las enfermeras, que le prestaban apoyo y que solían ser de clase media baja; tras ellos estaban las asistentas y auxiliares, a menudo mujeres de clase trabajadora.

Estos componentes contribuyeron a preservar las posiciones privilegiadas de los hombres en las profesiones de la atención a la salud y a mantener a la enfermería como profesión subordinada y complementaria.

La religión

El concepto de salud y enfermedad ha estado mediatizado por creencias sobrenaturales a lo largo de la historia, donde la enfermedad se interpretaba como un castigo divino y los intermediarios eran los magos y sacerdotes, quienes detentaban el poder sobre la vida y la muerte.

Con la difusión del cristianismo se fundamentó la "caridad cristiana" en la relación entre los seres humanos. La enfermedad y el sufrimiento estaban sometidas a la voluntad de Dios, y la asistencia a los enfermos, ancianos y desvalidos era tenida como una virtud, lo que significaba que las personas que se dedicaban a sus cuidados hacían de su vida un acto permanente de servicio a Dios, una vocación entendida como la base ideológica que sustentaba su quehacer cotidiano en la obediencia y sumisión.

B. Historia de la Enfermería de Salud Pública

A pesar de que existen referencias anteriores, los primeros antecedentes históricos de la Enfermería de Salud Pública, los podemos situar en el siglo XVII con la figura de San Vicente de Paul (1.576-1.660), que realizó un intento de acercamiento de los cuidados sanitarios a la comunidad con la fundación de la "Cofradía de la Caridad" desde donde desarrolló un sistema de atención extra - hospitalaria a domicilio, basada en unos principios, los cuales todavía están en vigencia:

- La competencia profesional, ofrecida mediante un programa de formación para las mujeres pertenecientes a la citada cofradía
- La eficiencia, ya que se pretendía optimizar el rendimiento de los escasos recursos disponibles
- La atención integral, ya que además del puro cuidado se ofrecía "educación sanitaria", "reinserción social", etc...

Continuando con un sistema de cuidados apoyado en la caridad, el filántropo británico William Rathbone en 1.859 promovió en la ciudad de Liverpool, el primer sistema de Enfermería de Distrito dirigido por la enfermera Mary Robinson. Las funciones de estas enfermeras de Distrito eran la asistencia domiciliaria a los enfermos, la educación sanitaria y algunas funciones de trabajo social, siendo estas la base del primer sistema de formación profesional de enfermeras visitadoras, que concluiría años más tarde, con el asesoramiento de Florence Nightingale, con la creación en 1.862 de la primera Escuela de Enfermeras Visitadoras.

Dicho modelo fue extendiéndose lentamente por toda Gran Bretaña hasta la fundación en 1.887 del "Queen Victoria's Jubilee Institute", con dos objetivos fundamentales: la formación de enfermeras visitadoras y la extensión de su trabajo a todo el Reino Unido.

En Estados Unidos se siguió un proceso similar al inglés, inspirándose en las primeras asociaciones de enfermería de Distrito de Rathbone. En 1.888 estas asociaciones se unificaron constituyéndose legalmente como la "Asociación de Enfermería de Distrito", cuyos objetivos eran los siguientes:

- Proporcionar enfermeras bien capacitadas, quienes, bajo la dirección inmediata del médico, atendían a los enfermos sin recursos económicos en sus propias casas en lugar del hospital.
- Instruir a las familias que se visitaba para que supieran cuidar mejor de sí mismas y de sus vecinos, mediante la observación de las reglas de una vida sana y la práctica de normas sencillas de salubridad doméstica.

En el año 1893, Llian Wald y su amiga Mary Brewster, enfermeras tituladas, abrieron un centro de asistencia de enfermeras donde desarrollaron un organizado servicio comunitario para ayudar a los enfermos y llevar los beneficios de la salud pública a todos los vecinos. Introdujeron la novedad de instalarse en el vecindario, ya que así estarían más disponibles y la gente las consideraría como amigas y vecinas, al interesarse por todos los aspectos de la comunidad. A medida que el programa fue creciendo, se abarcaron estudios acerca de la salud y el bienestar, extendiéndose esta experiencia a otras ciudades.

Pero no fue hasta comienzos de este siglo cuando se establecieron los primeros servicios de enfermeras visitadoras en Nueva York y Los Angeles, y en 1907 en Alabama se establecieron los primeros programas concretos de actuación de enfermería comunitaria en salud materno infantil, educación sanitaria, vacunaciones, etc...

En 1912 la creación de la Organización Nacional de Enfermería de Salud Pública (National League for Nursing) dio un gran impulso a la formación, a la creación de servicios enfermeros y a la delimitación de los campos de trabajo, sumándose así a los principios ya citados de competencia profesional, eficiencia y atención integral, de la Cofradía de la Caridad de San Vicente de Paul, los siguientes:

- Extensión de los servicios a toda la población, sin distinción de nivel de ingresos.
- Profesionalización de la enfermería.
- Trabajo sobre la base de programas diseñados para solucionar problemas concretos de salud y bienestar social.

En nuestro país, Federico Rubio y Galí creó a finales del siglo XIX (1.896) la primera Escuela de Enfermería "Santa Isabel de Hungría", más tarde lo hicieron la Cruz Roja y otras instituciones. Ya en 1.888, la Real Orden de 16 de noviembre había establecido el reglamento que iba a regir las carreras de practicantes y matronas; los primeros desempeñaban funciones preventivas y de asistencia en el seno de la comunidad, especialmente en zonas rurales, por su parte las matronas o parteras, estaban autorizadas para la asistencia en el domicilio a los partos naturales,

En 1904 con la promulgación de la Instrucción General de Sanidad Pública se fueron incorporando progresivamente los elementos que llevaron a constituir, en la Segunda República, un modelo sanitario integral. Se establecieron las denominadas "comisiones de señoras" con el fin de atender a los enfermos en sus domicilios, divulgar medidas higiénicas sobre la lactancia y ofrecer protección al embarazo, que hoy consideraríamos agentes de salud y que fueron las antecesoras más próximas de las enfermeras visitadoras.

En 1930 se creó el Cuerpo de Enfermeras Visitadoras, recibiendo una formación específica en la Escuela Nacional de Sanidad para realizar sus funciones en los centros de Higiene rural y dispensarios antituberculosos. Como filial de la Escuela Nacional de Sanidad se creó en 1941 la Escuela de Instructoras sanitarias, en las que a las enfermeras se les proporcionaba formación específica en el área de la Salud Pública.

Otras instituciones de capital importancia para la formación de enfermeras comunitarias y de Salud Pública fueron la Escuela Nacional de Puericultura, la Escuela Nacional de Sanidad y la Escuela Nacional de Enfermeras Visitadoras. La Escuela Nacional de Puericultura, fue creada en 1923 adscrita al Consejo Superior de Protección de la infancia, en ella se formaron enfermeras para prestar una mejor asistencia a la población infantil, en un intento de reducir la mortalidad y mejorar el estado de salud de los niños. La figura de la enfermera visitadora puericultora estaba considerada como un enlace entre el personal médico y los niños en el seno de sus familias y todas aquellas instituciones públicas y privadas que guardaran relación con la protección de la infancia.

La Escuela Nacional de Sanidad creada en 1924 proporcionó un impulso definitivo a la Enfermería de Salud Pública, al especificar en su articulado la necesidad de enseñar y formar un cuerpo de enfermeras sanitarias / visitadoras, cuyas funciones se orientaban hacia el cuidado materno - infantil y la educación sanitaria a las familias, desarrollando sus funciones en los servicios provinciales de higiene infantil y los centros de higiene rural. Los objetivos que tenían marcados eran la mejora de las condiciones higiénicas, la lucha contra las enfermedades infectocontagiosas y la educación sanitaria en los principios de la higiene. Más tarde estas enfermeras ampliaron sus funciones incorporándose a los programas de la lucha antituberculosa y antivenérea.

Desde su aparición, en 1935, las enfermeras visitadoras sanitarias se constituyeron en una pieza clave para llevar adelante el importante programa de reformas sanitarias. Así pues estas profesionales participaron en la vigilancia epidemiológica y en la lucha de las enfermedades infectocontagiosas (programa de lucha antituberculosa y antivenérea, como ya hemos citado, y enfermedades endémicas); en los programas de protección materno - infantil e higiene escolar; en la inmunización infantil e internacional; en los programas de higiene del medio, de la vivienda y del trabajo; en los programas de alimentación y nutrición; en el control de los manipuladores de alimentos; en actividades de educación sanitaria a las personas y las familias; así como en la asistencia en los dispensarios y consultorios de sanidad. Las enfermeras visitadoras sanitarias se encontraban estrechamente vinculadas a la comunidad, encargándose de estudiar las condiciones sociales y sanitarias de las personas y de las familias, sus formas de vida y trabajo, la higiene y la alimentación, el estado de sus viviendas, etc... Actuaban como un enlace entre la población y los demás profesionales sanitarios, instruyendo a las familias.

Posteriormente el Decreto de 14 de junio de 1935 estableció modificaciones de relevancia en las carreras de practicantes y matronas (enfermeros comunitarios), integrándose en el cuerpo de practicantes de asistencia pública domiciliaria (APD) y de matronas titulares municipales.

c. La enfermería comunitaria

Los acuerdos firmados en Alma-Ata (antigua URSS), la situación de crisis económica continuada, por los problemas asociados al petróleo y el encarecimiento de los servicios, las demandas de la población de la salud como un derecho, todo ello produce una eclosión en nuestro país a la que responde curiosamente en primer lugar la Universidad reorientando la formación de los enfermeros a las demandas de la población y a los futuros cambios en el Sistema de Salud[117].

En 1977 la formación de Enfermería se convirtió en una Diplomatura Universitaria, en cuyo curriculum se introdujeron grandes contenidos de Salud Pública, inicialmente, y más adelante de Enfermería Comunitaria, que capacitaban al personal de enfermería para trabajar en la comunidad, proporcionando un cambio notable en la formación y orientación del personal. Posteriormente el Real Decreto de Estructuras Básicas de Salud de 1984, definió las funciones del Equipo de Atención primaria, ello supuso un salto cualitativo de gran envergadura para la Enfermería Comunitaria, que encontró un primer marco normativo adecuado a su trabajo.

El desarrollo organizativo de la labor enfermera ha sido descrito, y creemos que bastante acertadamente por GENÉ, J.; DURAN, J., de la siguiente forma:

> La labor de los diplomados en enfermería ha evolucionado considerablemente en el ámbito de la atención primaria. Su estructura organizativa ha desarrollado tres tendencias generales: por actividades, por grupos de pacientes y por sectorización (Rivera). (2002:75)

Es interesante observar como se define a los enfermeros como diplomados, no es el caso con los médicos de familia que no son denominados licenciados, parece pues un error concep-

---

[117] Debemos matizar que en el caso de los médicos no hubo reorientación y tuvo que ser el Sistema Sanitarios quien como formación de postgrado creara unos especialistas: los Médicos de Medicina Familiar y Comunitaria.

tual donde se confunde el término que define al profesional, a saber, enfermero, con su nivel académico, diplomado.

La explicación y los conceptos con los que se explican ambos autores definen el desconocimiento de los cuidados enfermeros que tienen, vamos a comentar algunos párrafos:

> La organización por actividades es aquella en la que cada diplomado asume unas tareas específicas de un programa de intervención. Por ejemplo, la atención domiciliaria y la de los pacientes diabéticos consiguen un alto grado de especialización y, en consecuencia, de pericia en el desarrollo de actuaciones técnicas; sin embargo, compromete la motivación, por su facilidad para caer en la monotonía. Su grado de continuidad asistencial y de satisfacción pueden también ser bajos, aunque se consigan altos niveles de eficiencia. (2002:75-76).

El enfermero realiza actividades técnicas solamente por lo que parece, sin embargo esto no es así, el cuidado conlleva actividades educativas, de prevención de riesgos,... etcétera, pero parece que no son conocidos los cuidados enfermeros por estos autores; parece desprenderse que realizar (no una sola actividad) sino participar en pocos programas y ser muy eficiente en ellos desmotiva, no sabemos como llegan a este tipo de conclusiones, dado que lo ormal es que se rote en los programas cada x años.

> La distribución por pacientes es la que ha promovido el modelo actual de Atención Primaria pública. Un equipo compuesto por un médico y un diplomado[118] en enfermería atiende a un grupo de población. Favorece la coordinación entre los profesionales que atienden a un mismo paciente, maximiza la continuidad asistencial, pero suele caer en la ineficiencia. Es el modelo óptimo para el seguimiento de pacientes crónicos (2002:76).

---

[118] Se insiste en ello.

Ciertamente las denominadas UAFs Unidades de Atención Familiar formadas por un médico y un enfermero, se han mostrado ineficaces entre otras cosas por la dejación de las actividades propias por parte de los enfermeros en algunos casos, pensemos a modo de ejemplo que si vamos juntos "un licenciado y un diplomado" ¿Quién explora? O ¿Exploramos dos veces? En cuanto a la última afirmación depende de que los pacientes tengan necesidades que cubrir por los enfermeros o no.

> La sectorización, inspirada en los modelos de enfermería comunitaria británica, consiste en prestar todos los servicios de enfermería de la población que vive en una zona determinada. Rompe la relación estrecha que en el modelo anterior existía con el médico, y estimula el desarrollo de la labor de enfermería comunitaria. Facilita enormemente la detección de necesidades, aunque compromete la coordinación con el resto del equipo asistencial (2002:76).

Ciertamente creemos que el primer y el tercer ejemplos permiten un mejor desarrollo de las capacidades de los enfermeros.

D. Desarrollo de la enfermería de Atención Primaria en la Comunidad Autónoma andaluza

Es la Ley General de Sanidad la que da carta de naturaleza a los servicios que brindan los enfermeros[119], ya que reconoce la capacidad de actuación con identidad propia de estos servicios a la población, así habla de atención directa de enfermería a realizar a través de las consultas de enfermería, la visita domiciliaria y la educación sanitaria a la comunidad.

---

[119] GERMAN, C.;SANCHEZ,A Y COLS.;1996: 905-921.

También desde la OMS se hacen manifestaciones al respecto de la importancia de actuación enfermera en APS, como las manifestaciones del Dr. Mahler (Director General de la OMS) que en un discurso pronunciado en Tokio en abril de 1986 manifestaba que " Los enfermeros trabajan en todos los ambientes, proporcionan cuidados a todos los niveles, representan la mayor categoría de profesionales de la salud en muchos países, están en contacto directo con la población, son con frecuencia las principales conexiones entre los individuos y las familias y el resto del sistema de salud".

Autores tan prolíficos en el campo de la APS como Martín Zurro[120] comentan la conveniencia de diferenciar el "papel específico" de los enfermeros y no establecerlo en base a las actividades y funciones de los médicos.

Pero en el itinerario seguido por la APS en nuestro país, creo que es fundamental mencionar la creación de las "Consultas de Enfermería para seguimiento y control de enfermos crónicos" como un hito importante en esa toma de carta de naturaleza del trabajo enfermero en APS, tanto es así que la propia "persecución" de las mismas por una parte, y por parte de los Colegios médicos de los colegiados que colaboraran en "tal intrusismo", dicen de su importancia.

Con respecto a estas consultas hay que comentar que en la Comunidad Autónoma de Andalucía, tuvieron un soporte legislativo específico como fue la Orden de la Consejería de Salud sobre la misma.

La labor de los enfermeros en APS ha sido fundamental –entre otras cosas– para:

- La puesta en marcha de los programas de salud, el soporte y ejecución de los mismos.

---

[120] SALAZAR, M.; MARTINEZ, E. A.; 1996: 906.

270

- La realización de actividades en la comunidad de educación para la salud.
- El desarrollo de actividades de promoción de la salud.
- La apertura de los Centros de Salud a las tareas formativas de las Escuelas Universitarias de Enfermería.

Hay que mencionar que en los centros existentes de la antigua red (consultorios y ambulatorios) también se ha hecho un esfuerzo a lo largo de este tiempo, por parte de las Jefaturas de enfermería y los enfermeros por evitar la posibilidad de que existieran usuarios de primera categoría - los atendidos por el personal de los Centros de Salud - y de segunda categoría - los atendidos por consultorios y ambulatorios -, debido a la diferencia de dotación e infraestructura[121].

Desde aquellos primeros tiempos a la actualidad han variado algo las cosas, debido a que la presión de una gestión neoliberal está imprimiendo unas directrices empresariales donde el trabajo enfermero es cuestionado a diario en cuanto a su rentabilidad, sin embargo y partiendo de lo que exponen PALOMINO, P. A., FRIAS, A. y DEL PINO, R.[122] podíamos hacer una referencia a las actividades de la actual enfermería comunitaria corrigiendo algunos déficits de la clasificación de las actividades por ellos realizada:

- Actividades orientadas básicamente a la atención a pacientes con procesos crónicos, que han derivado de unas Consultas de seguimiento a unas Consultas de cuidados, donde el objetivo es el auto - cuidado y por lo tanto el alta de enfermería.
- Actividades dirigidas a la población infantil, entre las que podríamos destacar los programas de:

---

[121] BERNALTE,A.; LAFLOR,M.V. y COLS.; 1996; N 174-175: 77-81.
[122] PALOMINO,P.A.; Y COLS.;1993.

- promoción de la salud, como el seguimiento de la salud de los niños sanos,
- de prevención primaria, como: las inmunizaciones,
- de prevención secundaria, como el diagnóstico precoz de metabolopatías.

- Actividades de atención a pacientes de alto riesgo, como los VIH+ y SIDA, ofertándoles una gama de servicios como: planificación familiar, vacunaciones, etc.
- Actividades de atención a patologías infecciosas, como los programas de tuberculosis.
- Actividades de continuidad de cuidados entre niveles asistenciales, como los programas de continuidad de cuidados al alta hospitalaria.
- Actividades del área maternal, como los programas de control de embarazo, educación maternal, visita puerperal y atención en el puerperio.
- Actividades en el domicilio del paciente, como los programas de atención domiciliaria a pacientes inmovilizados o encamados[123].
- Actividades comunes, donde se realizan todo tipo de técnicas (inyectables, curas, EKG, etc.) que se realizan en el centro y a domicilio (los llamados avisos).
- Actividades de salud escolar, como: las revisiones, completar el calendario vacunal de los escolares, etc.
- Actividades con jóvenes, como: la orientación sexual.

Indicar, por último, que existen responsables de las "unidades" enfermería en los centros de salud, que tiene a su cargo a los enfermeros diplomados y a las auxiliares de enfermería, y que los centros tienen un Coordinador médico como responsable del mismo. En este aspecto en la Comunidad Autónoma

---

[123] BERNALTE,A.; OLMEDO,F.J; Y COLS.1995; N.158-159; Pp: 9-18.

de Andalucía hay que hacer una salvedad, dado que los centros de salud tienen un Director y un asesor de enfermería que se denomina adjunto de enfermería, y que el Director de un centro puede ser tanto un médico, como un enfermero o un trabajador social.

Es obvio, que dentro de la actividad de los enfermeros, los discursos (la comunicación, en suma) tiene una importancia capital, de hecho el objetivo de realizar un Plan de Cuidados, que pretenda lograr la máxima autonomía de un enfermo, sería inimaginable sin una aceptación del enfermo (familiar o cuidador) por alguna vía comunicativa, y esta relación que se establece, infiere –también– la presencia de, al menos, dos discursos el del cliente y el del profesional.

Estos discursos –aunque no siempre– son los más cuidados y analizados por los enfermeros, ya que en ellos se basa para la realización del trabajo, y por tanto para conseguir los objetivos del Plan de Cuidados y por lo tanto el alta de enfermería (visión del profesional) y la máxima autonomía, o recuperación (visión cliente).

Pero aunque no siempre analizados, existen otros discursos muy importantes para los profesionales de enfermería, y que esta a diferencia de otros profesionales sanitarios (léase médicos), no valoran, no analizan o no siguen con el detenimiento que sería deseable por la importancia, que para el profesional, su trabajo y su situación social pueden tener, me refiero al:

- Discurso político sobre aspectos que afecten al complejo salud / enfermedad / cuidados.
- Discurso sobre política-sanitaria.
- Discurso empresarial de los Servicios Públicos y Privados de Salud.
- Otros.

Estamos hablando de discursos que son verbalizados y normalmente recogidos en documentos escritos (artículos y entrevistas, libros, normas...); pero existe un discurso en el que subyacen los objetivos reales (no las metas o fines que se verbalizan tanto en los discursos políticos como empresariales ya citados), y este discurso es por ejemplo el que establece los objetivos empresariales anuales (tanto de los Servicios Autonómicos de Salud, como de cualquier tipo de empresa de servicios sanitarios). En este sentido es importante constatar el anacronismo que se produce –a veces- entre este discurso que debe acompañar el día a día de los enfermeros y el resto de los profesionales sanitarios y no sanitarios, y aquel otro discurso (el político) que como un fuego fatuo solo parece creado para obnuvilarnos.

Así, si realizamos un estudio diacrónico[124], podemos tener la sorpresa de ver las divergencias entre ambos tipos de discurso, amén de las tendencias de los mismos y sus variaciones.

Por ello en este apartado vamos a jugar con estos discursos SOBRE LOS ENFERMEROS, "manosear"[125] sobre todo los significados obvios y ocultos, contextualizándolos en la medida de lo posible, dividiendo el análisis por fases –aleatoriamente establecidas y nombradas- por el autor, a saber:

- Fase de enamoramiento.
- Fase de lucha o matrimonio.
- Fase de separación o divorcio.
- Fase actual.

Pemítaseme que el análisis se centre, sobre todo en la Comunidad Autónoma de Andalucía, que aunque la proximidad del autor (por haber trabajado en ella) haga más difícil el extrañamiento, le permite un conocimiento in situ de los contextos sobre los que va a tratar esta pequeña reflexión.

---

[124] NOTA DEL AUTOR. Diacrónico, es decir a lo largo del tiempo, en contraposición con Sincrónico, que sería en un momento dado.

[125] NOTA DEL AUTOR. No voy a entrar en un análisis semiótico, sino a intentar hallar significados en los discursos y asociarlos al contexto.

Fase de enamoramiento

Esta fase de enamoramiento se inicia a finales de los 70, donde las reivindicaciones de los enfermeros (¿suspiros?) cristalizan en su entrada o puesta de largo en la academia, es decir la enfermería se convierte en UNIVERSITARIA, tal logro coincide **curiosamente** con unas NECESIDADES de la sociedad, y por lo tanto de sus clases dirigentes.

Sucede esto en un momento de "quiebra del sistema" por varias razones:

1. La crisis del petróleo produce una reflexión económica en muchos estados, la preocupación incide en el campo de los servicios que el Estado brinda a sus ciudadanos, y particularmente en los sanitarios.

2. La revisión de los costes (que aumentaban exponencialmente), debido a un sistema hospitalocéntrico, a la reificación de la tecnología y la farmacopea; y a la supraespecialización.

3. Los estudios epidemiológicos de DEVER, G. E. A. sobre los determinantes de la salud de las poblaciones, y su capacidad para mejorar la salud de las mismas, que le llevan a concluir que el sistema de salud es el determinante que potencialmente puede mejorar menos la salud de las poblaciones[126].

4. Un cambio en el patrón de morbimortalidad, de un predominio de las enfermedades infecciosas se pasa a un aumento de las crónicas y degenerativas, debido por un lado a: las inmunizaciones, la ingeniería sanitaria, mejores condiciones de vivienda, alimentación y vestido,... lo cual ha contribuido a una disminución de la

---

[126] NOTA DEL AUTOR. Los determinantes de la salud de una población son: medio ambiente, estilo de vida, la biología humana y el sistema de salud.

morbimortalidad por enfermedades infecciosas; y por otro lado la disminución de la mortalidad y la natalidad, y al aumento de la expectativa de vida, con el impacto que ello produce a los sistemas sanitarios en cuanto a los recursos.

5. Los acuerdos de Alma-Ata (URSS) para afrontar estos problemas potenciando como herramienta la Atención Primaria de Salud, que obligan al Estado a afrontar la reconversión de un sector de los más inmovilistas (médico), que necesariamente para pasar de la Atención Primaria Médica[127] existente en el Sistema de Seguridad Social, con una perdida de protagonismo –siempre– y de emolumentos -a veces- va a plantear una áspera lucha.

6. Desde la II Guerra Mundial, las reivindicaciones por la Salud como un derecho habían dado resultado en diversos países, en el nuestro, la actual Carta Magna (Constitución española de 27 de Diciembre de 1978) reconocía en su artículo 43.1 el derecho de los ciudadanos a la protección de la salud (que deben tutelar y promover los poderes públicos); lo cual provocaba un cambio de perspectiva, de cómo alcanzar un logro o una reivindicación, a poder reclamar el cumplimiento de un derecho que la máxima norma otorgaba.

De estos polvos (discursos) nacen algunos lodos, y por ello revisaremos algunos de ellos, así:

---

[127] NOTA DEL AUTOR. La Atención Primaria Médica, era una construcción alrededor de la enfermedad de los trabajadores, a los cuales se les asistía individualizadamente y de forma episódica, para conseguir su vuelta al trabajo. Aunque en el transcurrir de los años desde la creación del Seguro Obligatorio de Enfermedad, se habían ampliado las prestaciones a los familiares, y a episodios como la maternidad,...

- Destacar "la percepción de un derecho a que se le atienda al paciente en todo momento, ante cualquier circunstancia" como dice la Constitución; pero... ¡hay! Esta norma habla del derecho a la **protección de la salud**; y esto que significado puede tener:
    - Derecho a la medicina preventiva (inmunizaciones;...).
    - Derecho a un "entorno sano" (agua potable,...), como establece el 45.1.
    - Otros.
- El paciente debe ser sujeto activo de su salud, no pasivo esto también tiene varios significados e interpretaciones:
    - Ser el sujeto activo, o "traducido" el principal actor en ese discurrir por el continuo salud / enfermedad, tiene un componente positivo, el poder decidir sobre la propia vida (aunque relativamente).
    - Ser el sujeto activo, también puede traducirse por dejar el Estado -en nuestro país- el papel de tutor (el que tutela) y por lo tanto el de responsable de nuestra salud; o dicho de otro modo, a partir de ahora nos "responsabilizan", no solo somos actores sino "responsables"... ¿De que? Quizás de fumar, de no escoger aquella alternativa que las clases dirigentes prefieren,... ya lo iremos viendo con el tiempo, porque aquello que se inició puede ser una bomba de relojería.
- La creación de una carrera universitaria de enfermería, cuya reorientación era necesaria a ojos vista, puesto que la sociedad tenía diferentes problemas, y necesitaba distintos recursos humanos para afrontarlos; con un texto normativo fantástico, que contenía algunas sorpresas:
    - La formación en la Universidad, no la podían transmitir los enfermeros (no podían ser docentes

por su nivel académico) y ante un "olvido" en el **texto normativo** que condenaba a los enfermeros a seguir siendo instruidos por los médicos, se hace un parcheo de una transitoria que de tapadillo permite el acceso a la docencia de enfermería a los enfermeros.

- Se deja entrever la posibilidad de una licenciatura, y de unas especialidades universitarias, la primera nunca se ha puesto en marcha (los Diplomados existen desde solo hace 25 años) ya que supongo que estas cosas conviene hacerlas de forma, muy... pero que muy... reflexiva, al parecer.

- Pero somos universitarios, parece que en esa fase de enamoramiento veíamos solo lo que interesaba.

 ▪ Los enfermeros ya universitarios –casi todos– previo pago de examen y matrícula (= "curso de nivelación"), parece que somos más reconocidos, somos al parecer una herramienta indispensable para aquel campo de trabajo que se está desarrollando: la Atención Primaria de Salud.

Esta fase se cierra con el Real Decreto 137/84 sobre estructuras básicas de salud BOE del 1 de Febrero de 1984), donde se iniciará una visión de ese paciente "activo" que es copropiedad de los profesionales sanitarios –entiéndase, no solamente médicos– hemos ganado, una parte del cliente... ¡Es nuestra!

En el año 1984, estas nuevas generaciones de enfermeros, parecía que iban a ser los puntales para diseñar y desarrollar la A.P.S.; y es obvio que el mensaje de amor con los enfermeros, no solo se reflejaba en manifestaciones –eso si, casi siempre en "petit comité" -de tipo político y de política sanitaria, la reordenación de los estudios, ese nivel universitario, las posibilidades de un nuevo campo de trabajo,... todo,... todo... rezumaba amor.

Fase de lucha o matrimonio

Siempre existe de fondo una lucha por el poder y en el dominio de la Salud / Enfermedad / Cuidado, el monopolio había sido de los médicos por un acuerdo biyectivo con las clases dirigentes, y con este "cambio" mínimo –pensemos que los centros de poder siguen siendo los hospitales, se empiezan a producir las disensiones –pequeñas- pero lógicas, entre ambos componentes.

Así en este proceso de desarrollo de la Atención Primaria de Salud, y paralelamente de la Enfermería Comunitaria, se empieza a producir una lucha que será patente en los discursos, veamos:

La aprobación de la Ley General de Sanidad (Ley 14/1986, de 25 de Abril, general de sanidad [BOE de 29 de Abril]) que incide en:

- El trabajo en equipo (art. 63), no clarifica pero sus apuntes sobre la Atención Primaria de Salud (desde ahora APS) siguen los dictados más puristas de la Conferencia de Alma-Ata.
- Centros integrales (art. 63) cuando en alguna comunidad autónoma, no lo son por ejemplo en Cataluña.
- Reconoce el derecho de los ciudadanos a **elegir** –dentro del Sistema Nacional de Salud– no solo al médico, sino también "**y los profesionales sanitarios titulados**"; entre los cuales debemos estar los enfermeros.
- Lo que es algo curioso –que no novedoso– es el hecho que **no se nos nombre directamente nunca**, no así a los farmacéuticos, los veterinarios y por supuesto a los médicos.

En nuestra Comunidad Autónoma, la normativa se va sucediendo con la anterior:

- El Decreto 195/1985, de 28 de Agosto sobre ordenación de los servicios de atención primaria de salud en Andalucía (BOJA nº 89, de 14 de Setiembre); los ATS o Diplomados en Enfermería surgimos con nombre propio, y se crea en los centros dos figuras:

- una la de Director de Centro que a diferencia de la de Coordinador Médico existente en las otras CC.AA. puede al parecer **ser desarrollada por un enfermero**, un médico, o un Trabajador Social (¿Un lapsus?).
- y otra la del Adjunto de Enfermería, bajo la dependencia del Director, asume la "**responsabilidad** de los ATS o Diplomados en Enfermería".

- En la Orden de 2 de Setiembre de 1985, por la que se aprueba el reglamento general de organización y funcionamiento de los centros de atención primaria en Andalucía (BOJA nº 90 de 19 de setiembre), habla en su art. 21 de "En los Centros de Atención Primaria de la Zona Básica de Salud podrá solicitarse **asistencia** de Medicina General, de Pediatría, Puericultura, Enfermería,...".

- En la Ley del Servicio Andaluz de Salud (Ley 8/1986, de 6 de Mayo de 1986 [BOJA nº 41, de 10 de Mayo), se sigue procediendo al **desarrollo de la APS**, con concretando la creación de demarcaciones diferentes a las Áreas que se emplean en el resto del Estado, denominadas Distritos de Atención Primaria.

Paralelamente los enfermeros que trabajan en el gestión y planificación del desarrollo de la APS en Andalucía, logran fomentar un **discurso político-sanitario de "complacencia" ante la labor que los enfermeros están desarrollando** en los Centros; donde durante los primeros años la carga más importante de los programas de salud (parte de la actividad que reorienta el sistema hacia otros objetivos y formas de trabajo) la desarrollan casi exclusivamente los enfermeros.

Los programas "estrella" del SAS, y que son primados como objetivos empresariales: el Programa de Vacunación Andaluz (PVA), el denominado Control del Niño Sano (CNS), y sobre todo los Programas de Crónicos, son **gestionados y desarrollados principalmente por enfermeros**; dentro de un discurso que llega hasta principios de los años 90, en el que la empresa orienta por programas sus objetivos, y reconoce que el peso de muchos de ellos recae sobre los enfermeros.

Algunos de estos parabienes encierran significados ocultos, y proyectaban ya algunas sombras, por error u omisión el efecto será importante, en un enfrentamiento donde los enfermeros son la solución tampón.

Una vez sentadas las bases de que los enfermeros existían para algo más que las funciones delegadas y rellenar los impresos médicos, recetas, partes de baja,...; llegan las primeras disensiones y esa mezcla de amor y / o presión, que algunos pueden comparar al matrimonio.

Si observamos el discurso normativo de política-sanitaria estatal, recogido en la Ley General de Sanidad (desde ahora LGS) recoge indirectamente la presencia en los equipos de APS, de otros profesionales sanitarios TITULADOS, este punto hay que aclarar:

- Nuestra sociedad aceptó el organicismo como única verdad sobre la salud, en todo caso tolera la presencia de otras prácticas –no oficiales–.
- Así los profesionales sanitarios titulados, son todos los aceptados oficialmente para ejercer – el Estado tiene el MONOPOLIO de su formación - y por lo tanto de su posibilidad de ejercer en el entramado salud / enfermedad /cuidados.
- De hecho HASTA LOS MEDICOS SON PROFESIONALES SANITARIOS TITULADOS, pero la LGS

establece permítaseme decir, claramente una **distinción "médicos... y profesionales sanitarios titulados"**.

- Por último el que **seamos tan elegibles por parte de los ciudadanos como los médicos** (año 1986) hace que uno se pregunte porque no se le ha dado la posibilidad de elegir a los ciudadanos enfermero y si, médico (aunque esto sea adelantar acontecimientos, por la fecha en que se ha producido).

Nuestra Comunidad Autónoma por medio de sus normas (reflejo del discurso político-sanitario), nos hace visibles (¿Dejamos de ser espíritus puros?) dado que parecía que estábamos siempre, pero no se nos veía nunca[128]:

- En el Decreto sobre ordenación de los servicios probablemente por un descuido, o quizás que el hecho de trabajar codo a codo para la puesta en marcha de la APS, nos convierte en compañeros con un status parecido a los médicos, pero se establece **la figura del Director de Centro a la que pueden acceder otros profesionales**, y la del Adjunto de Enfermería, que es lo que hace pensar en un descuido.

  Aunque debo reconocer, que esto le ha permitido a algún Director de Distrito listillo, pasar por defensor o valedor de los enfermeros y su valía, cuando su estrategia ha sido disminuir costes haciendo que el enfermero desempeñara ambos cargos.

  Es interesante también ver como al **adjunto se le responsabiliza de los enfermeros sin otorgarle autoridad** real, por su dependencia del Director; curioso saber que el discurso dentro del SAS ha sido el hecho de que el Adjunto de Enfermería es un asesor para los asuntos de enfermería.

---

[128] Invisibilidad.

- Sobre la Orden que aprueba, el reglamento general de organización y funcionamiento de los centros de APS, digamos que nos da una prueba irrefutable de nuestra existencia: los clientes pueden solicitar **servicios de enfermería (¿que serán?**, que no se mencionan en ninguna parte).

Creo sinceramente que el discurso complaciente (que lo va siendo menos al final de este período) sobre el trabajo de los enfermeros, es resultado de la presencia en los equipos que desarrollaron las fases iniciales de la puesta en marcha de la APS en nuestra Comunidad Autónoma, de enfermeros muy carismáticos, pero la mayoría con poca preparación, aunque con grandes dosis de entusiasmo.

En esta época, hasta inicios de los 90, los Programas y sobre todo los relacionados con los crónicos eran definidos como muy importantes por la empresa, dado que en los objetivos anuales (discurso empresarial) exigidos a los Distritos de APS tenían un peso relativo, importante. Y estos programas eran llevados prioritariamente por enfermeros, como provenientes del antiguo programa de consultas de enfermería para el seguimiento y control de crónicos.

Sin embargo, **ya en algunos foros (reuniones de dirección, congresos,...) se empieza a insinuar ciertas dudas sobre el trabajo y la rentabilidad de los enfermeros**; esto puede ser debido a la presión que ejerce el colectivo de Médicos de Familia (la sociedad española de médicos de familia), la sustitución en la relación de puestos de trabajo de la Consejería de Salud enfermeros por médico u otros profesionales[129].

---

[129] NOTA DEL AUTOR. Consideración simplista es la justificación de la necesidad de otros profesionales, dado que el nº y % de plazas par profesionales médicos, no ha variado apenas.

Fase de separación o divorcio

En esta fase, los discursos se vuelven más clarificadores:

- En el contexto mundial, vuelta de rosca y el sistema cada vez más liberalizador, y desesperanzadoramente –diría yo– sin alternativa.
- En el contexto español y andaluz la lucha por el poder (planificador y director), la ganan los médicos de familia, y de una forma descarada, después de la última huelga; los médicos quieren poder y dinero, y su presión la ejercen además los miles de médicos en paro.
- Las empresas de servicios ponen más la carne en el asador, y:
    - las evaluaciones hablan directamente de presupuesto gastado, de balance ingresos / gastos...;
    - se empiezan a valorar menos las actividades enfermeras, con lo que ello supone para equipos que depende parte de su sueldo de los resultados en otros programas, no los de enfermería...
- Los coros de directivos del SAS lloran y ejecutan una cantata con su gerenta de entonces como directora de tal rondalla, **la famosa Oda, "los enfermeros a la calle"**, para que ocupen el tiempo los profesionales enfermeros.

    No es solamente el discurso de la GERENCIA sino que al unísono y en cascada, los Directivos Médicos, y alguna responsable política de sanidad a nivel provincial (discurso político-sanitarios) de origen enfermero como cierta Gerenta del SAS, se permiten ataques contra los enfermeros en contextos bien diferentes (reuniones de Dirección, Congresos de Enfermería,...).

No voy a extenderme más en esta fase, pero hay que establecer ese salto cualitativo, que denominaríamos desamor, que se produce de una forma clara:

- Ciertamente la presión de la última huelga médica, recupera terreno perdido por los profesionales médicos, los años de trabajo de los enfermeros parecen no contar.
- Se intenta en primera instancia borrar a los "puntales" de la enfermería (según la consideración) del SAS, lo que serían los Directivos enfermeros:
  - Primero se les aparta un poco, resolución de la Gerencia para que aun siendo directivos no puedan sustituir al Director en su ausencia.
  - Intento de quitar esa figura de Directivo enfermero en APS (dan marcha atrás ante la respuesta).
  - Barrido de los Directivos enfermeros históricos, y sustitución por amiguetes más dúctiles –salvo excepciones–.
- Creación de un plan estratégico, donde la formación de Unidades clínicas "arreglan" algunos desaguisados antiguos:
  - **El médico es figura central** de nuevo, dado que para **existir una unidad clínica lo único indispensable es la presencia de UN médico.**
  - El cliente vuelve a ser del médico.
  - Los enfermeros **"vuelven" a ser unidades de apoyo"**.
  - **Es en definitiva un cambio de timón que gira alrededor del médico.**
- Los discursos de los profesionales también son interesantes: La Sociedad de Medicina Familiar y Comunitaria, habla (libros, artículos,...) ya hace unos años de **CUIDADOS**, al parecer único reducto del campo de trabajo enfermero, como suyo.
- Y paralelamente existe una potenciación de los Médicos de Familia corre a cuenta del erario público.

Fase actual

En la fase actual los enfermeros debido a un programa de apoyo a las familias andaluzas, han salido a la calle a realizar cuidados de enfermería en personas encamadas; que era lo que revindicaban los médicos-planificadores o gestores.

Independientemente del por qué, es la primera vez que "oficialmente" una institución se da por enterada de cual es la tarea específica de los enfermeros, el CUIDAR, amén de establecer que los cuidados enfermeros son una actividad científica, donde por medio de una anamnesis y una exploración, se establece la existencia de necesidades que se traducen en diagnósticos enfermeros, y que a partir de ellos se establecen los objetivos (resultados) y las tareas (intervenciones).

E. Dudas sobre el texto

F. Bibliografía

BERNABEU, J.; GASCÓN, E. (1999). "Historia de la Enfermería de Salud Pública en España (1860-1977). Alicante. Universidad de Alicante.

BERNALTE, A.; LAFLOR, M. V. y COLS. "Solo trabajan los médicos". Revista Enfermería Científica. Número 174-175. Septiembre-Octubre 1996. Pp. 77-81.

BERNALTE, A. OLMEDO, F. J; Y COLS. "Programa de atención domiciliaria, como resultado de una consultoría". Revista Enfermería Científica. Num. 158-159. Mayo-Junio. 1995. Pp. 9-18.

BERNALTE, A.; LAFLOR, M. V. Desarrollo de la Atención de Enfermería en los Distritos de Atención Primaria. Revista o diario: Rev. Enfermería Científica, Nº 112-113. Julio - Agosto 1988.

BERNALTE, A.; LAFLOR, M. V. La Reforma sanitaria. La respuesta a las nuevas necesidades por parte de los ambulatorios del Distrito Cádiz. Rev. Enfermería Científica Nº 186-187. Septiembre - Octubre 1997.

BERNALTE, A.; LAFLOR, M. V. ¿Qué hacen los enfermeros de EBAP ?Rev. Enfermería Científica. Nº 194-195. Mayo - Junio 1998.

DONAHUE, M. P. (1999). "Historia de la Enfermería". Madrid. Harcourt Brace.

GARCÍA, S.; CALVO, E. (1992). "Historia de la Enfermería". Málaga. Universidad de Málaga.

GENE, J.; DURÁN, J. "Gestión en atención primaria" en MARTÍN, A. (2002) "Atención primaria. Conceptos, organización y práctica clínica". Madrid. Elsevier. (70-76).

SALAZAR, M.; MARTINEZ, E. A. "El equipo de Atención Primaria de Salud" en Enfermería Profesional, "Salud Pública y Enfermería Comunitaria" comp. MAZARRASA, L.; GERMAN, C.; SANCHEZ, A.; MERELLES, T.; APARICIO, V. Madrid. Ed. Mc Graw-Hill. Interamericana. 1996. Vol. II, pp. 905-921.

PALOMINO, P. A. Y FRIAS, A y DEL PINO, R., "Descripción de los productos enfermeros en Atención Primaria de Salud: Aproximaciones desde el modelo de cuidados", Libro de Comunicaciones de las XII Jornadas de Economía de la Salud. EASP. Granada. Junio 1993.

G. Preguntas de autocomprobación

1ª Comenta aquellas características más llamativas de la evolución histórica de la enfermería.
2ª Explica las fases del desarrollo de la enfermería de Atención Primaria en la Comunidad Autónoma de Andalucía, según el Dr. Bernalte.
3ª Analiza la evolución en nuestra comunidad autónoma, y refiere aquellos aspectos de más interés.

H. Contestar preguntas de autocomprobación

1ª Comenta aquellas características más llamativas de la evolución histórica de la enfermería.

2ª Explica las fases del desarrollo de la enfermería de Atención Primaria en la Comunidad Autónoma de Andalucía, según el Dr. Bernalte.

____

____

____

____

____

____

____

____

3ª Analiza la evolución en nuestra comunidad autónoma, y refiere aquellos aspectos de más interés.

____

____

____

____

____

____

____

____

I. OBSERVACIONES A LAS PREGUNTAS DE AUTOCOMPROBACIÓN

____

____

____

Tema XV
La actividad
del enfermero comunitario

Índice

Es importante establecer las funciones que se le confieren al enfermero de EBAP, en la legislación de Atención Primaria, dado que estas han variado algo dependiendo de las veleidades de los planificadores sanitarios, antes de revisar el Programa de enfermería de enlace, que parece ser el horizonte de los enfermeros comunitarios, y que trataremos en el siguiente tema.

Los alumnos al acabar el tema deberán ser capaces de: explicar el contexto donde se mueven laboralmente los enfermeros comunitarios; definir los diferentes estatus de los enfermeros dentro del EBAP; explicar las directrices para las actividades del EBAP; definir que entiende la legislación básica sanitaria andaluza por Unidad de enfermería; explicar las tareas asignadas a los enfermeros comunitarios y comentar el modelo de Marjorie Gordon.

A. INTRODUCCIÓN

Debemos recordar que los Enfermeros comunitarios en Andalucía están ubicados en la Atención Primaria de Salud, que es:

> el primer nivel de los cuidados sanitarios, integra la asistencia preventiva, curativa, rehabilitadora y la promoción de la salud de los ciudadanos[130].

El enfermero de EBAP, se ubica dentro del Equipo Básico de Atención Primaria, del que forman parte por definición:

> El Equipo Básico de Atención Primaria[131] es el conjunto de profesionales sanitarios y no sanitarios cuyo ámbito territorial principal de actuación es la Zona Básica de Salud y con localización física preferente en los Centros de Atención Primaria[132].

Debemos realizar dos matices sobre las consideraciones del Enfermero de EBAP:

- Aunque haya un empeño evidente en situar el campo de actuación en la casa del enfermo únicamente, no es cierto, el enfermero debe trabajar en el Centro de salud, debe trabajar así mismo en la comunidad: colegios, centros de trabajo, asociaciones,... etcétera, son las ubicaciones hacia las que debe orientar su actuación.
- La segunda es que los Enfermeros de Atención Primaria, no tienen en su mayoría la Especialidad de Enfermería Comunitaria, dado que después de más de veinticinco años no se ha puesto en marcha; y decimos esto, a pesar de que el SAS les imprima tarjetas a sus enfermeros que ponga Enfermero de Familia.

---

[130] Decreto 195/1985, de 28 de agosto; capítulo preliminar.
[131] Nota autor. A partir de ahora EBAP.
[132] Decreto 195/1985, de 28 de agosto; artículo 4º.

B. DIFERENTES ESTATUS DE LOS ENFERMEROS DENTRO DEL EBAP

Los enfermeros dentro del EBAP se pueden situar en tres posiciones como veremos:

- como adjunto de enfermería o
- como director del centro,
- como enfermeros de base.

El adjunto de enfermería es un enfermero que es nombrado una vez oída la opinión del Director del Centro y lo definiremos como lo manifiesta la normativa de la Comunidad Autónoma andaluza:

1. El Equipo Básico de Atención Primaria contará asimismo con un Adjunto de Enfermería, que bajo la dependencia del Director del Centro de Salud, asumirá la responsabilidad de los Ayudantes Técnicos Sanitarios o Diplomados en enfermería y Auxiliares de clínica.

2. Son funciones del Adjunto de Enfermería, además de las indicadas en el apartado anterior y de las propias como de los Ayudantes Técnicos Sanitarios o Diplomados en enfermería:

a.) La organización, coordinación y evaluación de las actividades de enfermería, así como la asignación de funciones a los de los Ayudantes Técnicos Sanitarios o Diplomados en enfermería y auxiliares de clínica.

b.) La promoción y participación en los programas de formación continuada y reciclaje del personal de enfermería.

c.) Aquellas otras que determinen en las disposiciones de desarrollo del presente Decreto[133].

---

[133] Decreto 195/1985, de 28 de agosto; artículo 6º.

El Director del Centro de Salud, según expresa la normativa puede ser cualquier miembro del EBAP:

> El Director será nombrado entre los miembros del Equipo Básico de Atención Primaria...[134].

Y evidentemente pueden ubicarse como **enfermeros de base**, es decir como miembros del EBAP.

C. DIRECTRICES PARA LAS ACTIVIDADES DEL EBAP

Según la normativa sanitaria de la comunidad autónoma, las grandes directrices que debían guiar la actividad de los EBAPs, eran:

a.) Garantizar la atención continuada e integral de la población mediante:
- Desarrollo de los métodos preventivos e investigaciones epidemiológicas.
- Educación sanitaria de la población.
- Determinación de diagnóstico y tratamiento temprano de las - enfermedades...

b.) Trabajo en equipo a través del establecimiento de objetivos comunes y de la colaboración mutua entre los miembros del Equipo Básico de Atención Primaria.

c.) Planificación de las actividades y programas de salud y evaluación de sus resultados, que se plasmará en un informe de actividades y resultados que deberá presentar cada Equipo de Atención Primaria con la periodicidad que se determine.

d.) Coordinación con los servicios sanitarios y sociales del ámbito geográfico de su Área Asistencial.

e.) Participación de la comunidad en la Gestión de los Servicios Sanitarios y en el cuidado de su salud.

---

[134] Orden de 2 de Septiembre de 1985, artículo 8º punto 1.

f.) Canalización de usuarios hacia centros de nivel de atención especializada cuando tenga que recibir atenciones singulares, con el fín de que estos se presenten en fases avanzadas en su proceso patológico.

g.) Coordinación de las actividades de los Centros de Atención Primaria con los centros del nivel de atención especializada.[135]

D. ¿LA UNIDAD DE ENFERMERÍA?

De la Unidad de enfermería, la propia legislación dice:

> Unidad de Enfermería. Asume la responsabilidad de la coordinación de las actividades de los profesionales de enfermería de la Zona Básica de Salud. Esta constituida por el adjunto de Enfermería. Serán sus funciones:
>
> - Elaborar un manual de normas y procedimientos del personal de enfermería del centro, de acuerdo con las directrices generales y la legislación vigente, proponiéndolo al Director para su aprobación y velando por su cumplimiento.
> - Coordinar las actividades de enfermería, supervisando su ejecución y evaluándolas periódicamente. Presentará al Director informes de actividades y resultados con la forma y periodicidad que, en su caso, de determine.
> - Asesorar al Director en todos los aspectos concernientes al personal de enfermería.
> - Promover la formación continuada del personal de enfermería, estimular y participar en la redacción de proyectos de investigación.
> - Supervisar las actividades de mantenimiento de los Centros de Atención Primaria y suministro del material

---

[135] Orden de 2 de Septiembre de 1985, artículo 29.

necesario para el desarrollo de las funciones de estos. Organizar y controlar el sistema de esterilización.[136].

Sobre el texto de la orden, debemos hacer una serie de precisiones:

a. El adjunto, que tiene un estatus especial dentro de los enfermeros y funciones específicas, de pronto se convierte en una Unidad UNIPERSONAL denominada de Enfermería, de la cual NO FORMAN parte los enfermeros y auxiliares de enfermería del centro.

b. El adjunto o unidad unipersonal debe elaborar un manual de normas y procedimientos del personal de enfermería del centro, de acuerdo con:
   - las directrices generales y
   - la legislación vigente.

c. Esto nos lleva a seguir sorprendiéndonos, porque el manual deberían hacerlo los enfermeros (todos) del centro, y aunque se ajuste a la legislación (obvio), se deberían ajustar los procedimientos TAMBIÉN a los procesos que se atienden.

d. La necesidad de proponerlo al Director para su aprobación, siendo que este puede no tener idea de lo que es la actividad enfermera, no sabríamos decir a que se debe.

E. La actividad de los enfermeros comunitarios

Como hemos definido los Enfermeros comunitarios, en nuestra comunidad autónoma, son los denominados enfermeros de EBAP ahora enfermeros de familia.

---

[136] Orden del 2 de Septiembre de 1985 (BOJA; nº 90 de 19 de septiembre); art. 12, apartado 2, c.

Según la Consejería de Salud, este personal está conformado por:

> ... El personal de enfermería de Atención Primaria, engloba a los Diplomados en Enfermería y / o Ayudantes Técnicos Sanitarios adscritos a Equipos Básicos de Atención Primaria[137].

La misma circular describe la actividad enfermera, sin muchas aportaciones, ya que se basa en la legislación del Estado existente hasta la fecha:

> Las enfermeras y Diplomados en Enfermería o Ayudantes Técnicos Sanitarios de Atención Primaria prestarán, con carácter regular, sus servicios a la población con derecho a la asistencia de la Seguridad Social en régimen ambulatorio y/o domiciliario, así como a toda la población, en colaboración con los programas que se establezcan por otros Organismos y Servicios que cumplan funciones afines a la Sanidad Pública, Educación Nacional y Beneficencia o Asistencia Social.
>
> Conforme a su nivel de titulación, centrarán sus actividades en el fomento de la salud, la prevención de enfermedades y accidentes de la población a su cargo, actuando fundamentalmente en la comunidad, sin descuidar las necesidades existentes en cuanto a la rehabilitación y recuperación de la salud[138].

A pesar de todas las "flores" que metafóricamente se lanzan sobre el desarrollo enfermero queremos comentar que los Servicios de Salud públicos y privados cuando contratan a un enfermero si este realiza prioritariamente o exclusivamente las técnicas delegadas por el médico, se considera que realiza su trabajo; si por el contrario realiza su actividad de cuidados

---

[137] Circular nº 18/86 de fecha 17-4-1986; p. 1.
[138] Circular nº 18/86 de fecha 17-4-1986; p. 2.

prioritariamente a la de actividades delegadas, tiene muchos problemas, y se le acusará probablemente de no cumplir con sus obligaciones; siendo esto así, en general, donde se ha revertido más esta tendencia ha sido en APS.

Debemos aquí introducir una serie de hitos que han transformado unos e influido otros, en el ámbito geográfico de nuestra comunidad, la labor de los enfermeros de EBAP, no son los únicos pero si particularmente significativos:

UNA. La primera actuación con el objetivo de acercar el trabajo enfermero a su verdadero locus, los cuidados, es iniciado en el año 1992 en el Distrito Bahía por la entonces Coordinadora del mismo María Victoria Laflor Carot; "extrañandose" un poco vemos el proceso iniciado allí de establecer ciertos planes de cuidados estandarizados para los enfermos de Consulta de Enfermería de crónicos, como una estrategia para conseguir unos objetivos importantes:

- Mejorar la eficiencia de los recursos, los enfermeros universitarios son caros, no podía permitirse que dejaran de hacer parte de su labor.
- Mejorar la calidad de los cuidados enfermeros que se brindaban a la población; standarizando las actuaciones y mejorando consecuentemente el nivel de los enfermeros.
- Creación de una Hoja de valoración enfermera, para evaluar las necesidades del paciente.
- Crear para ello unos planes de cuidados, que se reflejaban a nivel de objetivos y tareas, y que permitían a los enfermeros poco experimentados mejorar sus actuaciones.
- Por último establecer unas historias que aunque reflejaban objetivos y tareas estándar, permitían a los enfermeros personalizarlas (individualizarlas).

DOS. La creación en el año 1995, de un Programa de cuidados de enfermería a domicilio, diseñado por una serie de enfermeros[139], dirigidos por el Coordinador de Enfermería del Distrito Cádiz[140], y que presentaba como novedades las siguientes:

- El objetivo era el alta de enfermería o lo que es igual el autocuidado en los enfermos encamados o en las personas incapacitadas por la edad para acudir al centro de salud.

- La relación se debía establecer conociendo el paciente y/o el cuidador que el programa era finalista, y que pretendía el objetivo antes mencionado, para ello se explicaba en la primera actuación que era el programa y su objetivo, por ello era necesaria la aceptación del paciente.

- Para evitar la "angustia" que producía el alta, tanto en el paciente acostumbrado a otro tipo de actuaciones de los enfermeros, como la de los propios enfermeros, se establecían dos acciones, una visitar a todos los encamados dados de alta, sistemáticamente, a los seis meses de la misma; y dejarles una tarjeta para que ante cualquier problema pudieran llamar a los enfermeros del EBAP.

- El proceso de atención se iniciaba con la anamnesis y exploración por parte del enfermero, de las necesidades del paciente, y era esta evaluación la que hacía que el enfermo entrara o no en programa independientemente de quien hubiera remitido el enfermo[141]; para la evaluación contaban con una herramienta (llamada instrumento) que en definitiva era una guía para la evaluación de necesidades.

---

[139] Todos ellos en su etapa final de formación como Master en Ciencias de la Enfermería de la Universidad de Puerto Rico: entro otros Javier Olmedo, Carlos, y Maribel.

[140] BERNALTE, A.

[141] El enfermero de EBAP era la puerta del programa.

- Los enfermeros tras la valoración de necesidades realizaban un diseño de plan de cuidados que era discutido con los enfermeros y el médico que tuvieran asignado a ese enfermo en otro u otros programas, para realizar un plan de cuidados único.

TRES. El Consenso de la Provincia de Cádiz sobre la Enfermería de Atención en Atención Primaria, en el que participaron todos los Coordinadores de Enfermería de la provincia, y enfermeros de todos los distrito de ese ámbito territorial, con curriculums y experiencias diferentes en la APS, pero con una experiencia laboral en la misma, sus aportaciones:

- En este no solo se revisaba cual era la labor de los enfermeros, y cuales sus roles; sino que se definía la actividad enfermera y como desarrollarla, combinando para la realización del PAE[142], la combinación de la valoración de necesidades según Gordon, M. (PES) con los diagnósticos de la NANDA.
- Se retomaba el tema del instrumento como guía para el enfermero en la evaluación de necesidades.
- También se hacía un significativo reconocimiento de los planes estandarizados.

CUATRO. En la provincia de Málaga, el Distrito Costa del Sol, realizó en el año 2000, una gran aportación recogida en un libro titulado "Planes de Cuidados Enfermeros Estandarizados en Atención Primaria; sobre sus objetivos nada mejor que sus propias palabras:

1º Posibilitar instrumentos metodológicos científicos, que sirvan de soporte guía tanto para las enfermeras del Distrito Sanitario Costa del Sol como para las que trabajen en el resto de los Distritos Sanitarios del Servicio Andaluz de Salud (SAS).

---

[142] Proceso de Atención de Enfermería.

2º Fomentar líneas de trabajo que disminuyan la variabilidad de la práctica clínica.

3º Establecer estándares de calidad para los cuidados que prestan las enfermeras como profesionales de la salud que son.

4º Aumentar la calidad científico técnica de la Enfermería Comunitaria[143].

La valoración de la importancia de los planes estandarizados:

- Facilitar un lenguaje común entre las enfermeras.

- Dar respuesta a la escasa disponibilidad de tiempo que, a veces, tenemos para la planificación y el registro de los cuidados.

- Posibilitar el medir y evaluar la producción enfermera a partir del diagnóstico enfermero (DxE)[144].

F. El modelo de los patrones funcionales de Marjorie Gordon

El problema del trabajo enfermero no es el modelo que se utiliza, generalmente es la no utilización de alguno de ellos, vamos a exponer un breve resumen del de Marjorie Gordon como recordatorio por su utilización en la APS andaluza.

1. Los patrones funcionales

En la actualidad hay muchos enfermeros que apoyan la utilidad de los diagnósticos enfermeros para establecer sus juicios clínicos sobre la situación de salud del individuo, para definir sus objetivos y realizar su plan de cuidados.

---

143 CONTRERAS, E. Y COLS.; (2000:16).
144 CONTRERAS, E. Y COLS.; (2000:15-16).

El formato de los "patrones funcionales de salud" se utiliza por que permite un fácil aprendizaje, tanto en los aspectos de la valoración del enfermo, como la estructuración crítica del pensamiento, versus la formación de un Juicio clínico. Bajo el mismo formato de los patrones funcionales, se agrupan las guías de valoración y los diagnósticos, esta homogeneidad nos permite agilizar el paso entre la valoración y el diagnóstico.

Cuando escribe Marjory Gordon sobre los patrones funcionales de salud, nos dice que "… estos son de aplicación a los individuos, familias[145] y a la comunidad…"[146]; si entendemos la salud como una situación de equilibrio entre medio[147] interno y externo, los patrones funcionales de salud los entenderíamos como las diferentes expresiones de esta; es decir que para entender la "situación" es preciso conocer todas estas expresiones, conocer un patrón no aporta suficiente información, NECESITA de los demás.

Factores que influyen en estos patrones, son de tipo:
- Biológicos.
- Del desarrollo.
- Culturales.
- Sociales.
- Espirituales.

Existen patrones de salud funcionales y disfuncionales, estos – últimos - aparecen debido a una enfermedad o pueden llevar a ella; cuando el enfermero discierne sobre si un patrón es de un tipo u otro, realiza un juicio comparando los datos obtenidos en la valoración con tres tipos de "estándares", a saber:

---

[145] Creemos los autores que familia no hace referencia solo a la familia nuclear, sino a todo tipo de núcleos de convivencia

[146] GORDON, M. (2003). "Manual de diagnósticos enfermeros". Barcelona. Mosby.

[147] En su sentido más amplio.

- Los datos de referencia del individuo.
- Las normas establecidas para su grupo de edad.
- Las normas culturales, sociales u otras.

2. TIPOLOGÍA Y DEFINICIÓN DE LOS PATRONES FUNCIONALES DE SALUD

2.1 Tipología

1. patrón de percepción - manejo de salud.
7. patrón nutricional - metabólico.
8. patrón de eliminación.
9. patrón de actividad - ejercicio.
10. patrón de reposo - sueño.
11. patrón cognitivo - perceptual.
12. patrón de autopercepción autoconcepto.
13. patrón de rol - relaciones.
14. patrón de sexualidad - reproductor.
15. patrón de afrontamiento - tolerancia al estrés.
16. patrón de valores - creencias.

2.2 Definiciones[148]

2.2.1 Patrón de percepción - manejo de salud

Describe la percepción del cliente de su patrón de salud y bienestar y cómo lo maneja.

Incluye:

- la percepción del individuo de su estado de salud y de su relevancia para las actividades actuales y sus planes futuros.
- el manejo de los riesgos para la salud y las conductas generales de cuidado de la misma, tales cómo las medidas

---

[148] GORDON, M.;2003:2-5.

de seguridad y la realización de actividades de promoción de la salud física y mental, prescripciones médicas o enfermeras y revisiones periódicas.

2.2.2 Patrón nutricional - metabólico

Describe el consumo de alimentos y líquidos del cliente en relación con sus necesidades metabólicas y los indicadores del aporte local de nutrientes.

Incluye:

- los patrones individuales de consumo de alimentos y líquidos: horario de las comidas, tipo y cantidad de alimentos y líquidos consumidos, preferencias alimentarias y el uso de suplementos nutricionales o vitamínicos.

Describe la lactancia materna y el patrón de alimentación del lactante.

Incluye:

- informes sobre cualquier lesión cutánea, capacidad de cicatrización y medición de la temperatura, el peso y la talla corporal.
- el aspecto general de bienestar y el estado de la piel, el cabello, las uñas, las membranas mucosas y los dientes.

2.2.3 Patrón de eliminación

Describe los patrones de la función excretora (intestino vejiga y piel).

Incluye:

- la percepción del cliente de la regularidad de la misma, el uso habitual de laxantes para la eliminación intestinal y cualquier cambio o transtorno de la frecuencia, modo de excreción, cantidad o calidad de la eliminación.
- cualquier dispositivo utilizado para controlar las excreciones.

2.2.4 Patrón de actividad - ejercicio

Describe el patrón de la actividad, ejercicio, ocio y recreación.
Incluye:

- actividades cotidianas que implican gasto energético, como la higiene personal, ir a la compra, preparar la comida, realizar la actividad laboral propia, y las tareas de higienización del medio (de la casa).
- el tipo, la cantidad y la calidad del ejercicio, incluyendo los deportes, que describen el patrón típico del individuo[149].
- la utilización del tiempo libre refiere a las actividades individuales o grupales cuyo propósito es el recreativo.
- los factores que interfieren con las actividades deseadas o esperadas por el individuo (tales como déficit y compensaciones neuromusculares, disnea, angina o calambres musculares con el ejercicio, y la clasificación cardíaca / muscular, si es adecuado).

2.2.5 Patrón de reposo - sueño

Describe el patrón de sueño, reposo y relajación.
Incluye:

- los períodos de sueño, reposo y descanso / relajación durante las 24 horas del día.
- la percepción de la cantidad y calidad del sueño y el reposo, del nivel de energía tras el sueño, y de cualquier transtorno de este.
- debemos conocer las ayudas que se utilizan para dormir (si existen) tanto en cuanto a farmacopea y hábitos de inducción al sueño.

---

[149] Se denotan las actividades de mayor importancia o significación, y las limitaciones existentes.

2.2.6 Patrón cognitivo - perceptual

Describe el patrón sensitivo - perceptual y cognitivo.
Incluye:

- la adecuación de los modos sensoriales, como la audición, la visión, el gusto, el tacto y el olfato, y los sistemas de corrección o prótesis usados habitualmente[150].
- habilidades funcionales cognitivas, como el lenguaje la memoria, el juicio y la toma de decisiones.

2.2.7 Patrón de autopercepción autoconcepto

Describe el patrón de autoconcepto y la percepción del estado de ánimo.
Incluye:

- las actitudes del individuo hacia si mismo, la percepción de sus habilidades (cognitivas, afectivas o físicas), imagen corporal, identridad, sentido general de su valía y patrón emocional general.
- la postura y el movimiento corporal, el contacto ocular, la voz y el patrón del habla.

2.2.8 Patrón de rol - relaciones

Describe el patrón de compromisos del rol y relaciones.
Incluye:

- la percepción del individuo de los principales roles y responsabilidades en su situación vital actual.
- la satisfacción y los problemas con la familia, el trabajo, las relaciones sociales y las responsabilidades relacionadas con esos roles.

---

[150] Cuando es apropiado se recogen las percepciones del dolor y cómo se maneja este.

2.2.9 Patrón de sexualidad - reproductor

Describe el patrón satisfacción o insatisfacción con la sexualidad y el patrón reproductivo.

Incluye:
- la percepción de satisfacción del individuo o los informes de trastornos en su sexualidad.
- la etapa reproductiva de la mujer (premenopaúsica y posmenopaúsica) y cualquier problema que se perciba.

2.2.10 Patrón de afrontamiento - tolerancia al estrés

Describe el patrón de afrontamiento general y la efectividad del mismo en términos de tolerancia al estrés.

Incluye:
- La reserva o capacidad del individuo de resistir los ataques a la autointegridad, modos de manejar el estrés, familia u otros sistemas de soporte, y la habilidad percibida para manejar situaciones estresantes.

2.2.11 Patrón de valores - creencias

Describe el patrón de valores, metas y creencias (incluyendo las espirituales) que guían las elecciones, decisiones y las prácticas.

Incluye:
- lo que se percibe como importante en la vida, y la percepción de cualquier conflicto en los valores, creencias, prácticas y expectativas relacionadas con la salud.

3. Valoración según los patrones funcionales de salud

Para valorar a un enfermo (si está consciente o puede comunicarse) hay tres fases:
1. Observación del escenario (entorno / medio).
2. Anamnesis (recogida de datos).
3. Exploración (examen físico).

4. Revisión de la Historia de Atención Primaria[151] (HAP), lectura Hoja de Problemas y SOAP.

3.1. Consideramos que el enfermero debe valorar el entorno, y particularmente el escenario en que se produce la interacción con el enfermo, particularmente cuando este está encamado; mientras se observa tenemos un tiempo importante para hablar y comentar nuestra presencia y los objetivos de nuestra actuación.

3.2. Anamnesis, se basa en realizar preguntas que ayudan a los clientes en su explicación (illness) y nos permiten a los profesionales de enfermería conocer (tener datos) para describir los patrones de funcionales del cliente, no siempre los datos los aporta el cliente, a veces es el cuidador, un familiar,… etcétera.

3.3. La exploración, completa nuestra descripción de los patrones funcionales del cliente.

3.4. Revisión de la HAP, lectura –al menos– de la Hoja de Problemas y SOAP.

Esta información que obtenemos de tres formas diferentes, debemos triangularla (es decir contrastar una con otra o compararlas entre sí).

4. Formatos de valoración

Los formatos de valoración, que se presentan a continuación están diseñados para obtener información de forma sistemática. Son formatos de cribaje para la recogida de una de una serie de datos enfermeros básicos en cualquier especialidad, para cualquier grupo de edad y en cualquier punto del con-

---

[151] En Atención Primaria de Salud hay un cierto trabajo en equipo, la propia HAP es una Historia diseñada por problemas, donde el análisis de los problemas, la planificación versus su abordaje y el seguimiento (SOAP)

tinuo salud - enfermedad" … la anamnesis y la exploración …"inciden en las áreas de todos los diagnósticos enfermeros actuales. Si los datos indican que puede haber un problema real o potencial (diagnósticos enfermeros) para dirigir la recogida adicional de datos. Esto dirige la búsqueda de las características diagnósticas o críticas de cada posibilidad (Gordon, M.; 2003:10)[152].

Existen tipos de valoraciones diferentes, que su conjunto constituye la Historia de enfermería, de la cual pueden haber específicas, a saber: para adultos, para niños,… etcétera.

4.1.1 Patrón de percepción - manejo de salud

a. ¿Cómo ha sido su salud en general?

b. ¿Se ha resfriado el año pasado? Si procede ¿Ha faltado al trabajo o la escuela?

c. ¿Cuáles son las cosas más importantes que hace para mantener su salud?, ¿Cree que esas cosas marcan una diferencia en su salud? (incluir remedios familiares y populares, si es apropiado), ¿Hace auto examen de las mamas? ¿Fuma? ¿Toma drogas?, ¿Tiene problemas con el alcohol?, ¿Cuándo tomo alcohol por última vez?

d. ¿Sufre accidentes (en el hogar, en el trabajo, conduciendo) caídas?

e. En el pasado ¿Le pareció fácil seguir las sugerencias de enfermeros y médicos?

f. Si procede: ¿Cuál cree que es la causa de su enfermedad?, ¿Qué hace cuando nota los síntomas? ¿Cuáles son los resultados de sus acciones?

g. Si procede: ¿Qué es importante para usted mientras está aquí?, ¿Cómo podemos ayudarle?

---

[152] Nos dice Gordon que para enfermeros que trabajan en una planta especializada, puede necesitarse información auxiliar si existe la alteraxción de un patrón.

4.1.2 Patrón nutricional - metabólico

a. ¿Cuál es su ingesta típica diaria de alimentos? (describirla) ¿Toma suplementos?

b. ¿Cuál es su ingesta típica diaria de líquidos? (describirla).

c. ¿Ha perdido o ha aumentado de peso? (cuantificar). ¿Ha perdido o aumentado en altura? (cuantificar).

d. ¿Tiene apetito?

e. ¿Con ciertos alimentos o comidas: ¿Nota malestar?, ¿Dificultad en la deglución?, ¿Tiene restricciones dietéticas?, Si procede: ¿Lactancia materna?, ¿Tiene problemas con la lactancia materna?

f. ¿Tiene problemas de cicatrización?

g. Problemas cutáneos: ¿Lesiones?, ¿Sequedad?

h. ¿Tiene problemas dentales?

4.1.3 Patrón de eliminación

a. ¿Patrón de eliminación intestinal? (describirlo). ¿Frecuencia?, ¿Tipo?, ¿Malestar?, ¿Problemas de control?

b. ¿Patrón de eliminación urinario? (describirlo). ¿Frecuencia?, ¿Malestar?, ¿Problemas de control?

c. ¿Tiene excesos de sudoración?, ¿Problemas de olor?

4.1.4 Patrón de actividad - ejercicio

a. ¿Tiene suficiente energía para las actividades requeridas o deseadas?

b. ¿Cuál es su patrón de ejercicio?, ¿Tipo?, ¿regularidad?

c. ¿Tiene actividades de ocio? (tiempo libre)[153].

d. Capacidad percibida para (clasificar el nivel de acuerdo con la clave de códigos de nivel funcional que se presentan a continuación):

---

[153] En los niños ¿Actividades lúdicas?

Alimentarse		Arreglopersonal	
Bañarse		Moverse en general	
Usar el wc		Cocinar	
Moverse en la cama		Hacer las labores domesticas	
Vestirse		Hacer lascompras	

Los códigos de nivel funcional, son:
- Nivel 0: Autocuidadado total.
- Nivel I: Requiere el uso de un equipo o dispositivo.
- Nivel II: Requiere ayuda o supervisión de otra persona.
- Nivel III: Requiere ayuda o supervisión de otra persona y el uso de un equipo o dispositivo.
- Nivel IV: Es dependiente y no participa.

4.1.5 Patrón de reposo - sueño

a. Tras el sueño, ¿Generalmente se siente descansado y a punto para las actividades diarias?

b. ¿Tiene problemas para conciliar el sueño?, ¿Requiere ayudas?, ¿Tiene pesadillas?, ¿Se despierta pronto?

c. ¿Tiene períodos de reposo o relajación?, ¿Duerme usted la siesta?

4.1.6 Patrón cognitivo - perceptual

a. ¿Tiene problemas de audición?, ¿Necesita alguna ayuda?

b. ¿Tiene problemas de visión?, ¿Leva gafas?, ¿Cuándo se hizo la última revisión?

c. ¿Ha notado últimamente cambios en la memoria?

d. ¿Le resulta fácil o difícil tomar decisiones?

e. ¿Cómo aprende más fácilmente?, ¿Tiene alguna dificultad para el aprendizaje?

f. ¿Tiene alguna molestia?, ¿Dolor?, ¿Cómo lo maneja?

4.1.7 Patrón de autopercepción autoconcepto

a. ¿Cómo se describiría a si mismo? La mayor parte del tiempo, ¿Se siente a gusto (o no) consigo mismo?

b. ¿Ha notado cambios en su cuerpo o en las cosas que puede hacer?, ¿Estos cambios representan un problema para usted?

c. ¿Han cambiado sus sentimientos hacia usted mismo o su cuerpo (desde el inicio de la enfermedad)?

d. ¿Nota que frecuentemente se siente enfadado?, ¿Preocupado?, ¿Temeroso?, ¿Ansiosos?, ¿Deprimido?, ¿Qué le resulta de ayuda?

e. ¿Se siente a veces desesperanzado?, ¿Incapaz de controlar su propia vida?, ¿Qué le resulta de ayuda?

4.1.8 Patrón de rol - relaciones

a. ¿Vive solo?, ¿Con la familia?, ¿Cuál es su estructura familiar (trace un diagrama?

b. ¿Hay algún problema familiar que le resulte difícil de manejar? (familia nuclear o extensa)

c. ¿Cómo maneja habitualmente los conflictos su familia?

d. ¿La familia depende de usted para algo?, ¿Cómo se las arregla usted?

e. Si procede: ¿Cómo se siente su familia (u otros tipos) con respecto a su enfermedad[154]?

f. Si procede: ¿Tiene problemas con los niños? ¿Dificultad para manejarlos?

---

[154] En Atención especializada con la hospitalización.

g. ¿Pertenece a algun grupo social?, ¿Tiene amigos?, ¿Se siente solo con frecuencia?

h. ¿Normalmente le van bien las cosas en el trabajo? (escuela). Si procede: ¿Sus ingresos son suficientes para satifacer sus necesidades?

i. ¿Siente que forma parte (o está aislado) del vecindario donde vive?

4.1.9 Patrón de sexualidad - reproductor

a. Si es apropiado por la edad y/o situación: ¿Sus relaciones sexuales son satisfactorias? ¿Ha notado cambios?, ¿Problemas?

b. Si procede: ¿Usa métodos anticonceptivos? ¿Tiene algún problema?

c. Si es una mujer: ¿Cuándo tuvo la primera menstruación?, ¿Último período menstrual?, ¿Problemas menstruales?, ¿Está embarazada?

4.1.10 Patrón de afrontamiento - tolerancia al estrés

a. ¿Ha habido grandes cambios en su vida en los últimos dos años?, ¿Crisis?

b. ¿Quien le resulta de más ayuda para superar las cosas?, ¿Dispone ahora de esa persona?

c. ¿Se siente muchas veces tenso? ¿Qué le resulta de ayuda?, ¿Toma medicinas, drogas o alcohol?

d. Cuándo tiene problemas (o un problema) en su vida ¿Cómo lo afronta?

e. La mayor parte de las veces, ¿La forma de afrontarlo tiene éxito?

4.1.11 Patrón de valores - creencias

a. Generalmente ¿Consigue en la vida las cosas que quiere?, ¿Tiene planes importantes para el futuro?

b. ¿La religión es importante en su vida? Si procede ¿Le resulta de ayuda cuando surgen dificultades?

c. Si procede: su estancia aquí (si está encamada), ¿Podría interferir con alguna de sus prácticas religiosas?

4.1.12 Otros

a. ¿Hay algo de lo que no hayamos hablado y que Ud. quiera mencionar?

b. ¿Tiene alguna pregunta?

5. Formato de examen físico de cribaje (exploración)[155]

Aspecto general, arreglo, higiene _________

Mucosa oral (color, humedad, lesiones) _________

Dientes: dentadura postiza _________ Cavidades _________

Faltan piezas _________

¿Oye los susurros? _________

¿Puede leer los periódicos? _________ ¿Usa gafas? _________

Pulso (frecuencia) ______ (ritmo) ______ (intensidad)______

Respiración _______ (profundidad) _______ (ritmo) ______

Sonidos respiratorios _________ Tensión arterial _________

Prensión de la mano ______ ¿Puede coger un lápiz? ______

Amplitud de movimientos (articulaciones) _______ Firmeza muscular (tono) _________

Piel: Prominencias óseas _________ Lesiones _________ Cambios de color _________

Marcha _________ Postura _________ Falta alguna parte del cuerpo _________

Habilidad demostrada para (código del nivel)

Alimentarse _________ Arreglo personal _________

---

[155] Se pueden añadir indicadores hasta donde se considere.

Bañarse __________ Moverse en general __________
Usar el WC __________ Cocinar __________
Moverse en la cama __________ Hacer las labores domésticas __________
Vestirse __________ Hacer las compras __________
Vías intravenosas, drenajes, aspiración, etc. (especificar) ___
Peso actual __________ Peso informado __________
Talla __________ Temperatura __________

6. Valoración a realizar conjuntamente en la anamnesis y en la exploración

Orientación __________ ¿Capta las ideas y preguntas abstractas y concretas? __________
Idioma /s que habla __________ Voz y patrón del habla __________
Nivel de vocabulario __________
Contacto ocular __________ Duración de la atención (distracción) __________
De nervioso (5) a relajado (1) puntuar __________
De asertivo (5) a pasivo (1) puntuar __________
Interacción con los miembros de la familia, tutor u otros (si hay alguno) __________

g. Dudas sobre el texto

____

____

____

____

____

____

____

H. BIBLIOGRAFÍA

Decreto 195/1985, de 28 de agosto: el capitulo preliminar, el artículo 4º y el artículo 6º.

Orden del 2 de Septiembre de 1985 (BOJA; nº 90 de 19 de septiembre); articulo 29; artículo 12, apartado 2, c. Y artículo 6º punto 1.

SAS. Circular nº 18/86 de fecha 17-4-1986; pp.1 y 2.

BERNALTE, A.; FERNÁNDEZ, R. Y COLS. (1997). "Enfermería comunitaria". El Puerto de Santa María. Distritos de APS. Cádiz.

BERNALTE, A. Y COLS. (2003) "Guía de atención primaria de salud". Módulos 1 y 2. Cádiz. Servicio de publicaciones de la Universidad de Cádiz

BERNALTE, A. Y COLS. (2004) "Guía de atención primaria de salud". Módulos 3 y 4. Cádiz. Servicio de publicaciones de la Universidad de Cádiz.

CONTRERAS, E.; BÁEZ, A.; Y COLS. (2000). "Planes de Cuidados Enfermeros Estandarizados en Atención Primaria". Mijas. Distrito Sanitario Costa del Sol.

GORDON, M. (2003). "Manual de diagnósticos enfermeros". Barcelona. Ed. Mosby.

I. PREGUNTAS DE AUTOCOMPROBACIÓN

1ª Explícame donde ubicas laboralmente a los enfermeros comunitarios.

2ª Describe los diferentes estatus de los enfermeros dentro del EBAP.

3ª Define que entiende la legislación básica sanitaria andaluza por Unidad de enfermería, y analiza lo que implica.

4ª Explicar las tareas asignadas, normativamente, a los enfermeros comunitarios.

5ª Enumera los patrones funcionales.

J. CONTESTAR LAS PREGUNTAS DE AUTOCOMPROBACIÓN

1ª Explícame donde ubicas laboralmente a los enfermeros comunitarios.

2ª Describe los diferentes estatus de los enfermeros dentro del EBAP.

3ª Define qué entiende la legislación básica sanitaria andaluza por Unidad de enfermería, y analiza lo que implica.

4ª Explicar las tareas asignadas, normativamente, a los enfermeros comunitarios.

5ª Enumera los patrones funcionales.

K. Observaciones sobre las preguntas de autocomprobación

Enfermería Comunitaria en Andalucía. Actualidad y perspectivas

Índice

Introducción. El programa de enfermería de enlace: normativa. El programa de enfermería de enlace: objetivos y actividades. ¿Porqué llamarla de enlace? El programa de enfermería de enlace: metodología enfermera. Bibliografía. Preguntas de autocomprobación.

En la fase actual, existe un interés del Gobierno andaluz, de apoyar a las familias, mejorando la atención a los enfermos encamados y a los cuidadores familiares; aunque no procede de la Consejería de Salud, el Decreto donde cristaliza esta preocupación, ha producido un efecto (financiado) de potenciación de la actividad de los enfermeros de EBAP, mediante la creación de una nueva figura, y la obligatoriedad de realizar el trabajo enfermero de una manera científica, y coordinando los recursos sanitarios y no sanitarios.

Al finalizar el tema el alumno deberá estar en condiciones de: explicar en que consiste básicamente el Plan de apoyo a las familias andaluzas, y en que nos afecta a los enfermeros; explicar los objetivos básicos del Programa de Enfermería de enlace, y la labor de los enfermeros así denominados; comprender la procedencia de dicho programa; definir la metodología enfermera del mismo.

A. INTRODUCCIÓN

Como ya hemos observado, la progresión de la actividad de los enfermeros de EBAP, hacia la potenciación de su trabajo específico –al menos– en la misma proporción y rigor, que las actividades delegadas, ha sufrido una evolución lenta y compleja debido fundamentalmente a personas y equipos[156].

No ha sido un camino de rosas, debido a la actitud general tanto en la Consejería como en el SAS, donde la mayoría de los planificadores son Médicos y por lo tanto: no entienden, ni saben nada de enfermería ni tienen porque saber.

Si a esto le añadimos la reversión de la Atención Primaria dando todo el protagonismo al médico, por mucho que intenten decir que es al usuario, tienen configurado buena parte del problema.

El origen de este Programa de Enfermería de Enlace está en Canarias, donde se desarrolla desde julio del 1999, cuando el Servicio Canario de Salud, lo puso en marcha.

Obviamente con la demografía actual, y las proyecciones, la carga que van a generar encamados y crónicos, la respuesta no la va a dar el sistema, sino los enfermeros. Por ello esa tendencia a "echar" a los enfermeros a la calle.

Cuando hablamos de esta tendencia debemos mencionar lo que se ha denominado "gestión de casos" que según el Centro de Acreditación de Enfermeras de América es:

> Un proceso de colaboración sistemático y dinámico para proveer y coordinar servicios sanitarios a una población determinada, es decir, un proceso participativo para facilitar opciones y servicios que cubran las necesidades del paciente, al mismo tiempo que reduce la fragmentación y la duplicación de servicios, mejorando la calidad y el coste-beneficio

---

[156] Nota de los autores: ver tema anterior.

de los resultados cínicos (mencionado por PÉREZ, R. M.: 2005; 1(1):44).

Las funciones de los enfermeros obviamente varían dependiendo de la empresa de la que dependen, y mucho más entre países con diferentes sistemas de salud, pero la autora antes mencionada nos indica que en la gestión de casos hay algunos roles que si se dan permanentemente:

> ...captación activa de la población diana, valoración integral individualizada, planificación asistencial e identificación de recursos, en lace del paciente con los servicios necesitados, implementación y coordinación del servicio, monitorización del servicio prestado y abogar por el paciente" (PÉREZ, R. M.: 2005; 1(1):44).

B. EL PROGRAMA DE ENFERMERÍA DE ENLACE: NORMATIVA

Este Programa que tiene una personalidad propia, se apoya en normativa de de la Junta de Andalucía el Decreto 137/2002 de 30 de Abril de Apoyo a las Familias Andaluzas de la Consejería de presidencia, y en el desarrollo posterior por la Consejería de Salud y el SAS, en cuanto a las líneas maestras donde se mueve en materia de salud:

- Ley 2/1998, de 15 de Junio, de Salud.
- II Plan Andaluz de Salud 1999-2002. Consejería de Salud.
- Plan Estratégico del Servicio Anadaluz, 1999.
- Plan de calidad. Nuevas estrategias para la Sanidad andaluza. Consejería de Salud, 2001.

Este decreto de apoyo a las familias se hace eco no solo de las necesidades de cuidar a las personas encamadas o inmovilizadas, sino de proteger una serie de derechos:

- Apoyo u obligación, recogido en la constitución en su art. 39, como principio rector de la política social y económica: la protección social, económica y jurídica de la familia.
- Protección de la salud.
- Derecho a la educación.
- Derecho a la promoción cultural.

Otros recogidos en el Estatuto de autonomía para Andalucía:

> que la comunidad autónoma promoverá las condiciones para que la libertad y la igualdad de la persona y de los grupos en que se integra sean reales y efectivas propiciará la igualdad del hombre y la mujer andaluces...

c. El programa de enfermería de enlace: objetivos y actividades

Antes de avanzar en este tema, es importante recordar una serie de referencias que nos permitirán "traducir" todo aquello que implica la Enfermería de enlace:

- Sabemos que la "familia" ha experimentado cambios muy importantes en los últimos años que han provocado fuertes modificaciones no solo en las estructuras familiares y en las relaciones.
- Conocemos así mismo la importancia de la "familia" como el núcleo de aprendizaje cultural" debido al proceso de enculturación.
- El aumento de la esperanza de vida" que ha producido un envejecimiento de la población (proceso de transición demográfica).
- La equiparación de hombres y mujeres cada vez más real.
- La permanencia de los / as jóvenes en el núcleo familiar hasta "edades avanzadas" debido a los problemas laborales que les afectan a ellos y a sus progenitores.

Los objetivos básicos de este programa los podíamos definir de la siguiente forma:

1. Mantener y mejorar la calidad de vida relacionada con la salud de toda persona incapacitada o de riesgo atendida en su domicilio, que cumpla los criterios de inclusión.
2. Mantener y mejorar la calidad de vida relacionada con la salud de los cuidadores principales de las personas atendidas en Atención Domiciliaria (AD).
3. Facilitar la mejora de la AD al equipo básico de atención primaria (EBAP).
4. Mejorar la coordinación del EBAP con las redes sociales.
5. Conseguir la coordinación entre los Servicios Sanitarios de primer y segundo nivel, y de los Servicios sociales comunitarios, para la mejor atención a los encamados y a sus cuidadores.
6. Buscar en la Atención domiciliaria la eficiencia de los recursos enfermeros.
7. Puesta en marcha de la actuación enfermera de base científica, que permitirá la evaluación de su impacto y eficiencia; y su supervisión.
8. Garantizar la prestación de material técnico de ayuda al cuidado, y el aprendizaje por parte de los cuidadores.

Cuales son pues las actividades, básicas, de los enfermeros de enlace:

- Revisar la situación de las personas en Programas de Atención domiciliaria existentes, y los que entran en dichos programas.
- Valorar a los encamados mediante anamnesis y exploración[157], así como al cuidador cuando esta figura exista en ese núcleo doméstico[158].

---

[157] Por patrones funcionales de salud.

[158] Habrá que valorarlos cada x tiempo.

- Realizar una valoración integral estándar, apoyándose en los lenguajes NANDA, NIC y NOC.
- Negociar un plan de cuidados único entre enfermeros, fisioterapeutas y médicos; y la dotación de recursos con los trabajadores sociales.
- Apoyar la creación de grupos de autoayuda.
- Formar a los cuidadores domésticos, mediante talleres de apoyo al cuidado.

D. ¿POR QUÉ LLAMARLA DE ENLACE?

Realmente quizás no hay otra palabra más adecuada, este enfermero realiza la actividad de enlazar:

- Con el EBAP no solo para las tareas de planificación de cuidados, sino para tareas por ejemplo de formación del EBAP.
- Con los Servicios sociales comunitarios, por aspectos importantes como la asignación de recursos de Ayuda a domicilio, y para actividades conjuntas de formación.
- Con el nivel especializado de asistencia sanitaria, cuando la situación clínica del paciente y / o sus necesidades así lo requieran.
- Con los cuidadores del núcleo doméstico.
- Con los grupos de autoayuda, a los que se les brinda no solo apoyo sino asesoramiento.

E. EL PROGRAMA DE ENFERMERÍA DE ENLACE: METODOLOGÍA ENFERMERA

Sobre la gestión de cuidados, hemos de decir que se ha realizado un esfuerzo en concretar un modelo para trabajar con un lenguaje común.

Cuando decimos que hemos de elegir un modelo, hemos de concretarlo porque estamos objetivando, que es la enfermería, que son los cuidados, que pensamos en definitiva de nuestro trabajo como enfermeros y de a que nos dedicamos.

En nuestra comunidad autónoma, hubo un intento de imponer el Modelo Orem, por medio de "colocar" en ciertos puestos a un grupo de enfermeras que habían realizado una formación académica de un año en la EASP, elegidas por nominación "digital".

Aquello fracasó estrepitosamente, por diferentes cuestiones: perfil y cualificación dudosos en unos casos, actitudes de prepotencia o dictatoriales en otros, en fin, una perdida de oportunidades y recursos.

Como docente creo que me gusta la posibilidad de que los alumnos puedan elegir un modelo teórico, que deben implementar por medio de la revisión en profundidad, para aplicarlo en su actividad profesional siempre.

Soy del parecer de que no es el modelo el problema es la no aplicación de ninguno, particularmente me gusta considerar que el proceso de atención enfermera se debe concretar, de la siguiente forma:

- Explicación a enfermo y o cuidador de que el proceso que iniciamos de atención enfermera, tiene una meta final que es el autocuidado.
- Negociar un pacto de colaboración, permite implementar la autoresponsabilidad sobre la salud, desde el principio.
- Si paciente y / o cuidador aceptan realizar la anamnesis y exploración necesarias para evaluar las necesidades de cuidados; obviamente esto varia dependiendo del modelo teórico que se utilice.
- Coincido con el grupo de enfermeros del Consenso de la provincia de Cádiz, en que el formato de enunciar los Diagnósticos de Enfermería (DxE) de Marjorie Gordon (1976) es quizá de los más adecuados, es el formato

PES, siglas que hacen referencia a: Problema, etiología y signos /síntomas.

Los enfermeros comunitarios andaluces utilizan una hibridación entre Gordon y Henderson, y entre sus instrumentos añaden la taxonomía NANDA II, la Nursing Intervention Clasification (NIC)[159] una clasificación de los tratamientos enfermeros, la Nursing Outcomes Clasification (NOC) la categorización de resultados[160], y algunos cuestionarios y escalas de valoración, a saber:

- Percepción - control de la salud: Test de Fagerström (dependencia nicotina); Cuestionario de Cage camuflado (consumo de alcohol), y el Cuestionario de Malt (detección alcoholismo).

- Nutricional - metabólico: Cuestionario "Conozca su salud nutricional" (riesgo nutricional); Mini nutricional assessment "MNA" (evaluación estado nutricional); y Escala de Norton (valoración del riesgo de úlceras por decúbito).

- Eliminación: Cuestionario de valoración de la incontinencia urinaria.

- Actividad - ejercicio: Indice de Barthel (autonomía para las actividades de la vida diaria [AVD]); Índice de Katz(valoración de las AVD); Escala de Lawton y Brody (actividades instrumentales de la vida diaria).

- Cognitivo - perceptivo: Versión española del Test de Pfeiffer (cribado de deterioro cognitivo); Set test de Isaaccs (cribado de deterioro cognitivo); Mini examen cognoscitivo MEC; y Test del informador (cribado de demencias).

---

[159] Las intervenciones de la NIC tiene tres niveles taxonómicos, denominados: el primero dominios (son seis), el segundo clase, grupos de intervenciones enunciados por letras, y tercero y último, las intervenciones propiamente dichas.

[160] Clasificación de resultados enfermeros.

- Autopercepción - autoconcepto: Escala de Golberg (cribado de ansiedad y depresión); Test de Yesavage (escala de depresión geriátrica).
- Rol - Relaciones: Cuestionario Apgar familiar (percepción de la función familiar); Cuestionario de Duke-unc (apoyo social percibido o funcional); Cuestionario de Zarit (entrevista sobre la carga del cuidador); y la Escala de valoración sociofamiliar (riesgo social).

F. Dudas sobre el texto

____

____

____

____

____

____

____

____

____

G. Bibliografía

BERNALTE, A.; FERNÁNDEZ, R. Y COLS "Enfermería en Atención Primaria". El Puerto de Santa María. Distritos de APS de la provincia de Cádiz. Pp. 22-42.

Decreto 137/2002, de 30 de Abril, de Apoyo a las familias andaluzas. BOJA Nº 52.

SERRANO, R.; Y COLS. (1995). "Desde una sistemática de enfermería a la estandarización de cuidados". Rev. Rol de Enfermería. Nº 198.

CONTRERAS, E.; BÁEZ, A.; Y COLS. (2000). "Planes de Cuidados Enfermeros Estandarizados en Atención Primaria". Mijas. Distrito Sanitario Costa del Sol.

LAMONTAGNE, L. "Del aprender a cuidar". Rev. Rol. Nº 119-120; Pp. 79-82

GORDON, M. (2003) "Manual de diagnósticos enfermeros" (10ª ed.). Editorial Harcourt.

PÉREZ, R. M."La Enfermera Comunitaria de Enlace en el Servicio Andaluz de Salud". Enfermería Comunitaria 2005; 1(1):43-4844).

VV. AA. (2003). "NANDA, diagnósticos enfermeros, definiciones y clasificación 2003-2004. NANDA. Editorial Harcourt.

VV. AA. (2002) "Diagnósticos enfermeros, resultados e intervenciones: relación NANDA, NOC y NIC. Editorial Harcourt.

H. Preguntas de autocomprobación

1ª Explica en que consiste básicamente el Plan de apoyo a las familias andaluzas, en lo que nos afecta como enfermeros.

2ª Explícanos los objetivos y la labor de los enfermeros, en el Programa de Enfermería de enlace.

3ª De donde procede este programa, coméntalo.

4ª Definir la metodología enfermera del mismo.

I. Contestar las preguntas

de autocomprobación

1ª Explica en que consiste básicamente el Plan de apoyo a las familias andaluzas, en lo que nos afecta como enfermeros.

2ª Explícanos los objetivos y la labor de los enfermeros, en el Programa de Enfermería de enlace.

3ª De donde procede este programa, coméntalo.

4ª Definir la metodología enfermera del mismo.

J. Observaciones sobre las preguntas de autocomprobación

Índice

En una sociedad como la que se está creando en este mercado antes llamado Europa, donde al parecer circulan con libre paso desde mercancías hasta seres humanos, más protegidas y valoradas —al parecer— las primeras.

Sobre nosotros y nuestro modo de vivir y sobre todo sobre nuestro modo de consumir; recae una mirada expectante pidiendo ayuda de más allá de nuestras fronteras; procede prioritariamente del Norte de África (Magreb) y de la castigada África subsahariana.

Esta necesidad que es solo mitigada por el éxito de algunas cohortes migratorias para alcanzar las costas de este "El Dorado"; nos lleva a la reflexión sobre este nuestro espacio europeo en el que viven personas de diferentes culturas, de este viejo contente, pero también residen ya aquí, millones personas procedentes de África, Hispanoamérica y de Asia.

Y en esta situación es necesario que nuestros profesionales tengan unos conocimientos básicos sobre las diferencias culturales, y conozcan alguna estrategia de cuidados que sea respetuosa con los rasgos culturales de esos "otros" tan próximos, o que sea al menos reconocedora de la multiculturalidad.

El alumno al finalizar el tema deberá ser capaz de: conceptualizar Antropología y cultura, y relacionar ambos conceptos; comprender el proceso histórico de la Antropología diferenciando el período científico del anterior; conocer al menos un concepto de Antropología aplicada y sus áreas de trabajo; conocer que el la Antropología médica y quien es su fundador; saber explicar cual o cuales eran los objetos de estudio de Ackernecht; para que sirve estudiar antropología aplicada al campo de la salud; saber explicar que es lo que estudia la antropología de la salud, la enfermedad y los sistemas de cuidados.

A. A MODO DE REFLEXIÓN INICIAL

El propósito de estas líneas, no es exprimir los conceptos y las relaciones entre: cultura y enfermedad; pacientes, especialistas y sistemas de cuidados, que en definitiva son los objetos de estudio de la antropología de la medicina,[161] sino pasar,

---

[161] O de lo que denominaríamos Antropología de la salud, la enfermedad y el sistema de cuidados (término más amplio y descriptivo que utilizaremos a partir de este momento).

metafóricamente hablando, de puntillas, dejando flecos para estimular a que otros, sin duda con más éxito, las retomen y profundicen en ellas.

En todas las culturas existe una forma de dar explicaciones al mundo que nos rodea, es decir cada grupo tiene su propia cosmogonía; de todas ellas podemos decir que contienen una explicación sobre la enfermedad, la salud y la muerte. La importancia que en la cosmogonía de todas las culturas tiene la enfermedad su concepto y su / s explicación / es; justifica –en parte– que los antropólogos la hayan convertido en un área específica de estudio.

B. Cultura y Antropología

La antropología (etnología) tiene por objeto el estudio del hombre y "en principio" solo se distingue de las demás ciencias humanas por lo acusadamente alejado, en espacio y tiempo, de las formas de vida, pensamiento y actividad humana que trataba –inicialmente– de describir y analizar, según Claude Levi-Straus.

Utilizaremos para el término una definición descriptiva realizada por Marvin Harris:

> La Antropología es el estudio de la humanidad, de los pueblos antiguos y modernos y de sus estilos de vida. Las diferentes ramas de la Antropología se centran en distintos aspectos de la experiencia humana. Algunas de ellas estudian cómo nuestra especie evolucionó a partir de especies más antiguas. Otras estudian como llegamos a poseer la aptitud para el lenguaje, de que manera lo desarrollamos y lo diversificamos y los modos en que las lenguas modernas satisfacen las necesidades de la comunicación humana. Otras, por último, se ocupan de las tradiciones aprendidas del pensamiento y la conducta humanas, de la forma en que evolucionaron las

culturas antiguas y de cómo y por qué cambian o permanecen inmutables las culturas modernas (2002:19)[162].

Utilizaremos el término Antropología, en vez del de etnología de tradición francesa, y diremos sobre aquel como indica Mercier, que el término Antropología ya era utilizado en la Grecia Clásica:

> ...El término es antiguo: A. C. Haddon señala su utilización por Aristóteles así como por otros autores griegos... (MERCIER, P.; 1995:5)

Quizás la mejor forma de consensuar ideas sobre el término, sería traer a estas páginas una de las definiciones que más se han "sostenido", la de Sir Edwuard Burnett Tylor fundador de la Antropología académica[163], que en su texto de Antropología general decía:

> La cultura {...} en su sentido etnográfico amplio, es ese todo complejo que comprende conocimientos, creencias, arte, moral, derecho, costumbres y cualesquiera otras capacidades y hábitos adquiridos por el hombre en tanto que miembro de la sociedad... (tomado de HARRIS, M.;1998:166).

Harris nos habla de la cultura, termino que no es "entendido" homogéneamente por los antropólogos, como ya mencionábamos, así, algunos antropólogos la consideran como un fenómeno mental, consistente en un conjunto de ideas compartidas, de cómo se debe actuar; o en el otro extremo, los que la conceptualizan como:

---

[162] N. AA. Hay que referenciar que del tronco común: la Antropología, nacen para la concepción americana: la Antropología cultural (o Social), la Arqueología, la Lingüística antropológica, la Antropología física (o biológica) y la Antropología aplicada.

[163] En el mundo anglófilo.

... el estilo de vida total, socialmente adquirido, de un grupo de personas, que incluye los modos pautados y recurrentes de pensar, sentir y actuar (HARRIS, M.; 1998:166).

También el término es mal utilizado cuando se confunde cultura y sociedad, dado que por esta entendemos nosotros, un grupo de personas que organizan su vida en común, y cuyos objetivos son la supervivencia y el bienestar.

En antropología, se habla de la existencia de tres niveles, a saber:

- Etnografía, básicamente se refiere al hecho de recoger información, y realizar descripciones sobre un pueblo.
- Etnología, va más allá de la descripción intentando clasificar a los pueblos comparándolos con referencia a sus semejanzas y diferencias culturales (lenguaje, modos de vida, modos de pensamiento, tipos de vivienda,...).
- Antropología, intenta definir teorías en base a la etnología.

Se puede describir como hacía Levi-Strauss, que establecía que la etnografía, la etnología y la antropología no constituyen tres disciplinas o tres concepciones distintas de los mismos estudios; sino tres momentos de la investigación: la etnografía constituye pues: la primera etapa de la investigación cultural, es a la vez como veremos, un trabajo de campo (proceso) y un estudio monográfico (producto).

Cuando se habla de tipos de etnografía, lo hacemos de:

- etnografía meramente descriptiva, cuyos destinatarios son los lectores (casi siempre del mundo académico) de la misma cultura que el antropólogo.
- etnografía activa, que denominaríamos por encargo (de los propios etnografiados o de otros), que puede revertir en los mismos, y permite actuar en la resolución de problemas detectados y analizados.

Los antropólogos se han afirmado como sociales o culturales, y de su posición en cuanto al término nos dice Mercier:

El concepto de cultura fue puesto de moda por los antropólogos, incluso antes de que fuera objeto de un análisis minucioso y de esfuerzos de definición sistemática,... ... El término Antropología cultural surgió de un modo natural en el momento en que se dibujó en el estudio del hombre el reparto de tareas, ligado a su progreso y a la elaboración de técnicas especializadas de investigación, y ha seguido siendo empleado, de un modo cada vez más exclusivo, por la tradición americana. El término de Antropología social es más tardío, datable aproximadamente en los primeros años del siglo XX. Nacido en Gran Bretaña, llegó a ser un término común para designar al conjunto de la ciencia. (MERCIER; P:; 1995:5-6).

La antropología ha aumentado su campo de estudio a otras civilizaciones y para ello ha tenido que superar los procedimientos clásicos de investigación, para valerse de todos los medios a su alcance, ya situándose lejos del hombre en su condición de ser pensante como hacen la antropología física, la tecnología y la prehistoria (que pretenden descubrir verdades sobre el hombre a partir de los huesos y las secreciones o de los utensilios construidos), ya sea, situándose más cerca que el historiador o el filólogo, compartiendo su vida (como hace el etnógrafo).

El autor antes mencionado, decía que la originalidad de la etnología (antropología) residía precisamente en el hecho de que siendo, como es, una ciencia humana, no puede, sin embargo permitir, que se la aísle de las ciencias naturales y sociales con las que varios de sus métodos mantienen tantas cosas en común.

Dentro de estas pequeñas referencias, comentaremos que la primera persona que obtuvo el título de profesor de Antropología fue Sir James Frazer (cátedra honoraria de la Universidad de Liverpool en 1908); pero quien, pero como hito fundamental del trabajo científico de los antropólogos, hay que decir que quien definió el trabajo de campo como un "ritual" o "rite de passage" ineludible para la Antropología fue Rivers y quien lo realizó inmerso en el campo por primera vez para los antropólogos, fue Bronislaw Malinowski (narrado en el capítulo introductorio de "Los argonautas del pacífico occidental" 1922).

Aun cuando nos puedan parecer dos posturas, en un Symposium de Antropología en Nueva York, Kroeber y Levi-Strauss defendían que eran dos niveles de ataque de una misma realidad, y al respecto MERCIER, P.:

> ... indicaban la ventaja de la doble calificación expresando los dos niveles posibles de ataque de una misma realidad, los dos posibles caminos de la investigación. A. L. Kroeber ya había comparado en otra ocasión la cultura y la sociedad a las dos caras de una "misma hoja de papel carbón", que no pueden ser separadas una de otra (1995:6).

Debemos señalar que a lo largo, sobretodo, del s. XX, la antropología ha aumentado, de dos formas diferentes:

- cuantitativamente: dado que ha diversificado las civilizaciones objeto de estudio, y además,
- cualitativamente, saltándose las barreras de diversos ordenes de conocimiento, aunque conservando sus características como disciplina.

Así los antropólogos han asumido la tarea de estudiar la condición humana en todas sus variedades, tanto pasadas como presentes, por todos los medios disponibles; podemos hablar de:

- Antropología. física: que estudia lo problemas relativos a las características físicas y anatómicas de la especie humana.
- Antropología social y cultural, que ha tratado de recoger e interpretar los modos de vida de los grupos organizados de personas... mediante una íntima asociación con ellos.

C. Antropología aplicada

La apertura –reciente– de lo que parecen ser nuevos dominios en la Antropología, no debe obnubilar nuestro pensamiento o nuestra conciencia histórica, hemos de pensar que la Antropología aplicada existe hace siglos, podíamos decir que desde los primeros choques culturales (conquistas, invasión, colonización,...) se produce una actitud de los vencedores respecto a los vencidos, así al designio divino de llevar la fe[164] a los "salvajes" y al menos divino de anexionarse territorios, conseguir materias primas, esclavos, etc.; existe apriorísticamente una voluntad de transformar a los pueblos conquistados, afectando desde sus creencias hasta su organización social, desde su economía hasta su lengua, en base a crear una imagen especular de nuestra organización y cosmogonía.

La aculturación de estos pueblos era pues un objetivo previo, la utilización de sistemas de control se producen después del contacto y por el conocimiento del otro, así como ejemplo la "debilidad" de los indígenas por el alcohol, es aprovechada en varios sentidos: para el control de los mismos mediante la alcoholización, para rebajar los costes mediante la utilización de menor número ya sea de policías ya de soldados, y por último produce beneficios en la compra que estos hacen de alcohol.

El procedimiento es simple, sustitución de los dioses que sustentan su mundo y su cosmogonía por el único Dios verdadero (paso al monoteísmo), la educación como forma de aculturación, enculturando a la población indígena en nuestra concepción del mundo, en nuestra cultura en definitiva; esto no daba el resultado apetecido[165] dado que cuando los indíge-

---

[164] N. AA. La única verdadera, lo cual legitimaba desde luego su imposición.

[165] Se trabaja desde la perspectiva de ensayo y error.

nas no se oponen, lo que realizan es una reelaboración en base a su cultura, apareciendo los sincretismos.

Si bien Roger Bastide distingue dos etapas en el desarrollo de la Antropología aplicada:

> ...A todo lo largo de esta primera etapa, a la que podíamos clasificar de precientífica, hubo una mezcla de razonamientos, anticipaciones y empirismo. El método utilizado entonces se define como de "ensayo y error". La objetividad se despr4endía por aproximaciones progresivas, y ya el modelo marxista mostraba ser el más exacto para comprender lo que estaba ocurriendo, puesto que esta objetividad no era la de una realidad exterior a la acción –del misionero o el mercader– sino una "construcción" del manejo interesado de que estos hacían a los hombres y sus agrupamientos.
>
> Debe esperarse hasta la segunda mitad del siglo XIX para que, con la aparición de la primera escuela de etnólogos –el evolucionismo– nazca la Antropología científica. No nos corresponde exponer aquí qué ha sido el evolucionismo. Nos basta con decir que todos los pueblos pasan por los mismos estadios de desarrollo, que van desde el "salvajismo" a la "barbarie", y de esta a la "civilización". Tan solo nos importa destacar que el evolucionismo planteaba a la conciencia occidental, un problema y un deber, He aquí el problema: si todos los pueblos deben recorrer las mismas etapas de la evolución ¿Cómo es que algunos de ellos se han detenido en el camino, o al menos solo avanzan por la ruta común con un retraso más o menos considerable? Y he aquí el deber: si la meta de esta evolución –el ingreso en la civilización– no está garantizado en todas partes, quizás el papel de los hombres blancos, que ya gozan de los beneficios de tal civilización, sea ayudar a sus hermanos inferiores para que la alcancen más rápidamente. En tal caso que métodos deben ponerse en práctica para despertarlos y guiarlos... (BASTIDE, R.; 1977:16).

Los autores preferimos plantearnos una tercera etapa, que se iniciaría en la segunda parte del pasado siglo XX, como sugiere George M. Foster:

...Al finalizar el sistema colonial, después de la segunda Guerra Mundial, el interés de la Antropología aplicada se ha transferido a los problemas sociales y culturales que van aparejados con el cambio tecnológico y la modernización, tanto en los países industrializados como en los que están en vías de desarrollo. Hoy en día los antropólogos aplicados se interesan principalmente por los procesos de cambio social y cultural, en especial en cuanto se refieren a las mejoras planificadas en campos tales agricultura, servicios médicos y de salud, sistemas educativos, programas de asistencia social, desarrollo comunitario y otros similares. (FOSTER, G.; 1974:7).

Simplificando la cuestión diremos como Marvin Harris que la Antropología aplicada, incluye cualquier uso del conocimiento y las técnicas de las cuatro subdisciplinas (A. cultural, A. arqueológica, A. física y A. lingüística) para identificar, evaluar y resolver problemas prácticos, su aplicación al campo cada vez más extenso de la salud, la enfermedad y los sistemas de cuidados, sería lo que conocíamos como A. médica[166], o actualmente como Antropología de la Salud[167].

Así Harris desglosa la Antropología general[168] en: Antropología cultural:, Arqueología, Antropología física y Lingüística. Dentro de la antropología cultural, incluye las siguientes "especialidades":

Etnografía. Describe las culturas contemporáneas.

Antropología médica. Estudia los factores biológicos y culturales en la salud, la enfermedad y en el tratamiento de la enfermedad.

---

[166] (KOTTAK, C.P. "Una exploración de la diversidad humana". Madrid. Ed. McGraw Hill. 1999).

[167] N. AA. Término más moderno que engloba otros objetos de estudio.

[168] N. AA. Desde una perspectiva estadounidense.

Antropología urbana. Estudia la vida en la ciudad, las bandas y el abuso de drogas.

Antropología del desarrollo. Estudia las causas del subdesarrollo y del desarrollo en las naciones menos desarrolladas.[169] (HARRIS, M.; 2002:23).

d. Antropología médica

Como señala Peset (1984) hasta finales del s. XIX, la antropología fue una de las ciencias médicas básicas y como tal logró un papel fundamental en la consolidación de la teoría médica y de su papel político.

Cuando nos hablan de Antropología de la medicina, lo están haciendo sobre[170] aquella "especialidad" de la antropología social y cultural que estudia los sistemas médicos, las dimensiones sociales (sickness) y culturales (illness) de la enfermedad y los factores socioculturales que inciden en el desarrollo de las enfermedades (incluida la dimensión disease) y en sus prácticas de tratamiento.

La A. médica tiene en cuenta el contexto sociocultural y las implicaciones de las enfermedades y dolencias. La investigación transcultural nos muestra que las percepciones (**valores y creencias**) de la buena y la mala salud, junto con las actuales amenazas y problemas varían entre culturas. Las diferentes sociedades y grupos étnicos reconocen diferentes dolencias, síntomas y causas, y han desarrollado diferentes sistemas de cuidados de salud y estrategias de tratamiento.

---

[169] Todas las marcadas con asterisco, tienen un enfoque marcadamente aplicado.

[170] En España se utiliza este término para distinguir este campo de la antropología médica, una corriente filosófica de pensamiento representada en nuestro país por Pedro Laín Entralgo.

Existen diferentes definiciones de Antropología médica, así:

Antropología médica[171], es el estudio y saber acerca de la salud y la enfermedad, así como de los procedimientos terapéuticos en relación con la cultura en la que estos fenómenos se desarrollan.

Antropología médica[172], no es tanto un área de la antropología, ni tampoco de la medicina, cuanto un campo de trabajo interdisciplinar relativamente, y que se desarrolla entre los paradigmas biológicos y socioculturales. Sin embargo su orientación es eminentemente antropológica[173].

E. ERVIN H. ACKERNECHT

Ervin H. Ackernecht., el "fundador" de la Antropología médica; consideraba esta, como: una antropología aplicada, es decir la utilización de la etnología, para conseguir que los no occidentales aceptaran nuestra medicina; y la ecología, como la epidemiología, que se aplicaba al análisis de la medicina primitiva.

La medicina primitiva, es un término descriptivo (no peyorativo), que refiere a la medicina de los pueblos ágrafos (históricos o prehistóricos); existe otro término con el que suele confundirse, el de Folkmedicina, que es una medicina popular mezcla de medicina primitiva, galenismo y tec-

---

[171] (GINER, F.; MARTÍN, J. A. "ANTROPOLOGÍA MÉDICA" EN AGUIRRE, A. "Diccionario temático de antropología". Barcelona. Ed. Boixareu Universitaria. 1993).

[172] (GINER, F.; MARTÍN, J. A. "ANTROPOLOGÍA MÉDICA" EN AGUIRRE, A. "Diccionario temático de antropología". Barcelona. Ed. Boixareu Universitaria. 1993).

[173] N. AA. Los factores bioecológicos y factores socio - culturalesinfluyen en el mantenimiento de la salud y en la aparición de la enfermedad

nología moderna mal asimilada; procedente del proceso de aculturación popular (alejamiento de sus sanadores y fuentes de medicamentos) y del bombardeo médico en su lucha por imponerse.

Sobre la medicina primitiva, según Ackernecht podría plantearse una duda legítima, sobre si es posible hablar de "medicina primitiva" en general; debemos reconocer que es cierto que todas las sociedades humanas, primitivas o civilizadas (¿categorías?), padecen enfermedades. Por tanto la enfermedad es más vieja que el hombre, es uno de los problemas vitales y básicos con los que se enfrenta cada grupo o sociedad.; y es por ello que toda sociedad humana, conocida, desarrolla métodos para tratar la enfermedad, y entonces crea una "medicina"; pero la actitud hacia la enfermedad, la explicación de que es y cual es su causa (etiología), y los métodos de luchar contra ella varían enormemente en las distintas tribus primitivas" y entre algunas sociedades.

La medicina primitiva, no puede estudiarse como una medicina moderna embrionaria, hay que estudiarla en si misma, definiendo las tres categorías:

a. carácter mágico
b. aspecto social
c. aspecto psicológico o psicopatológico

F. Para qué, una "Antropología de la salud, la enfermedad y del sistema de cuidados"

En primer lugar queremos justificar que la utilización de un término más descriptivo o comprensivo con la propia naturaleza u objeto de estudio, de este campo de la Antropología; y esto pretendemos hacerlo de la forma más directa posible, así el término Antropología de la medicina, creo que responde a esa prepotencia de considerar un área disciplinar "la medicina" como hegemónica[174] dentro de los saberes que prestan atención a ese complejo salud –enfermedad– sistema de cuidados, cuando lo único que se puede decir es que pretende monopolizar el saber sobre la enfermedad, o a la simple, llana y portentosa estrategia, de muchas profesiones, estudios, o disciplinas de acercarse al sol que más calienta, en definitiva la medicina, y sus representantes los "médicos", independientemente de su aparición y desaparición en las facultades de medicina de asignaturas que sirvieron de nexo entre la medicina y la Antropología como la Antropología física.

Hablando del objeto de estudio de esta subdisciplina de la Antropología Social y Cultural, como una cuestión que preocupa mucho tanto teóricamente, a los profesionales de la Antropología, como a la hora de abordar un trabajo de investigación sobre la materia, también a los profesionales y a los alumnos; me parece más didáctico describirlo según mi forma de verlo, agrupando los contenidos de ese objeto de estudio, dependiendo del tipo de sociedad.

La estrategia de estudio de esta antropología aplicada, se puede aplicar en dos áreas bien diferenciadas:

- En las sociedades desarrolladas o complejas.
- En las sociedades "primitivas".

En las sociedades desarrolladas o complejas

En una sociedad desarrollada, donde existen un sistema de cuidados principal (hegemónico) y otros subalternos, como es el caso de los países europeos, se podrían dedicar los esfuerzos de investigación, a:

- Los sistemas de cuidados, hegemónicos o no, existentes, y las relaciones que se establecen entre ellos sanadores[175].

---

[174] Casi única.

[175] A modo de ejemplo, podía mencionar haciendo un paralelismo la Teoría centro – periferia de los sistemas productivos.

- Las interacciones entre los especialistas oficiales y no oficiales, y los individuos que acuden a ellos.
- Los valores, las creencias y las prácticas de los individuos con respecto a la vida, a la salud y a la enfermedad.
- Los itinerarios terapéuticos de los pacientes.
- Las representaciones colectivas y las prácticas con respecto al dolor y la muerte; en nuestra sociedad.
- La construcción y vivencia personal de la enfermedad.
- La documentación sanitaria.
- El análisis de la terapéutica, de su aplicación y de las relaciones que se establecen.
- La enculturación / formación de los especialistas, los valores, creencias y prácticas que reproducen.
- El apoyo a la epidemiología social, donde la Antropología de la Medicina, ya ha aportado mucho y bien al conocimiento de ciertas enfermedades y de algunas de sus causas.

En las sociedades "primitivas"

En las sociedades "primitivas" deberían destinarse aquellos esfuerzos investigadores, entre otros objetos a:

- Relación entre "religión" y "medicina"[176].
- La clasificación de las enfermedades, su etiología y los tipos de tratamientos.
- Los especialistas, sus capacidades de curar, de morir o señalar a una persona.
- La enfermedad como un modo de control social, los rituales alrededor de la enfermedad, la muerte y la vida.

---

[176] "El que succeí, pèro, va ser que ven aviat vaig adonar-me que "religió" i "medicina" eren dos temes que no podien tractar-se per separat" (MALLART, LL., 1992:137).

- Las representaciones colectivas y las prácticas con respecto al dolor, la enfermedad y la muerte.
- Los itinerarios de los individuos, entre la medicina "tradicional" y "occidental", y su aceptación del paso de una a otra concepción sin ningún trauma.
- El sincretismo existente en las prácticas de ciertos sanadores, como en los chamanes mexicanos, donde se introducen en los rituales tradicionales iconos cristianos.

Per a nosaltres, l'acte terapèutic d'obrir el cos i extirpar un tumor maligne, no planteja (actualment) cap problema d'ordre filosòfic. Per als evuzok, en canvi, podía plantejarne un relacionat amb la seva manera de concebre la persona humana (Mallart, LL. 2001:123)[177].

G. DUDAS SOBRE EL TEXTO

---

[177] Traducido libremente: "Para nosotros, el acto terapéutico de abrir un cuerpo y extirpar un tumor maligno, no plantea (actualmente) ningún problema de orden filosófico. Para los Evuzoc, en cambio, podía plantear uno relacionado con su manera de concebir al ser humano".

H. BIBLIOGRAFÍA

BARTOLI, P. (1991), "Práctica médica y antropología: Un encuentro posible" En Devillard, M. J. et. al., 1991, La voz callada. Aproximación antropológico-social al enfermo de artritis reumatoide, Madrid, Consejería de Salud.

BASTIDE, R. (1977). "Antropología aplicada". Buenos Aires. Amorrortu Editores.

BERNALTE, A.; BORJA, D.; ILUNDAÍN, E.; LLACER, B. (2000). "Enfermeros y Antropólogos. Cuatro itinerarios iniciáticos". Murcia. María Teresa Miret García. Editora.

BRIONES, R. "Creencias y salud: curanderos y prácticas sanatorias", en BECERRA, S. (Coord.) "Religión y cultura" Vol. Nº 1. Sevilla. Consejería de Cultura - Fundación Machado.

BUCK, C.; LLOPIS, A. Y OTROS. (1988). "Los desafíos de la epidemiología. Problemas y lecturas seleccionadas". OPS. Washington; tomado de "Memorias de la historia natural y médica de Asturias", reimpresas y anotadas

BUYLLA Y ALEGRE, A.; SARANDESES Y ALVAREZ, R. (1900). Escuela tipográfica del hospicio. Oviedo.

CABAÑAS, M.J.; IZAGUIRRE, C. Y COLS. (1990). "Control de calidad en el proceso de atención de salud del lactante". Anales Españoles de Pediatría, 33, 2 (106-112).

CAMPOS, R. (Comp'). (1992). "La Antropología médica en México". (Tomo 1). México. Ed. Universidad Autónoma Metropolitana.

CAMPOS, R. (Comp.). (1992). "La Antropología médica en México". (Tomo 2). México. Ed. Universidad Autónoma Metropolitana.

CANALS, J.; ROMANÍ, O. "Médicos, medicina y medicinas: del sacerdocio al marketing". Archipielago 25.

CANTÓN, M. (2001). "La razón hechizada ". Ed. Ariel Antropología. Barcelona.

CASAL, G. (1988). "Historia natural, y médica de el Principado de Asturias". Edición Facsimil del texto de 1762. Oviedo. Consejería de Cultura. Principado de Asturias.

CÁRDENAS, E. (1996). "Terminología Médica". México. Mac Grawn-Hill. Interamericana.

COE, R. M., (1973), "Sociología de la Medicina". Madrid, Ed. Alianza.

COLLIORE, M. F. (1993) "Utilización de la antropología para abordar las situaciones de cuidados". Revista ROL de Enfermería, nº 179-180, JULIO-AGOSTO.

COMELLES, JM.; MARTINEZ, A. (1993). "Enfermedad, Cultura y Sociedad ". Madrid. Ed. Eudema.

DE MIGUEL, J. M. (1980), "Introducción al campo de la Antropología Médica". En Kenny, M. y De Miguel, J. M. (eds), La Antropología Médica en España, Barcelona, Anagrama.

DEVILLARD, M. J.; OTEGUI, R.; GARCIA, P. "(1991) La voz callada". Aproximación antropológico-social al enfermo de artritis reumatoide. Consejería de Salud, Comunidad de Madrid.

EISENBERG, L Y KLEINMAN, A.(eds), (1981), "The relevance of social science for medicine", Dordrecht, Reidel Pub.Co.

FOSTER, G. (1974). "Antropología aplicada". México. Fondo de Cultura Económica.

FOUCAULT, M. (1990) "La vida de los hombres infames. Ensayos sobre desviación y dominación. Madrid, Ediciones La Piqueta.

GÁRFER, J.L. (1999). "Coplero popular". Edimat Libros. Madrid.

GEERTZ, C.; CLIFFORD, J. y otros (1988). "El surgimiento de la Antropología posmoderna". Ed. Gedisa. Barcelona.

GRANERO, X.; MALLART, LL. et al. (1984). "Antropología i Salud ". Fundació Caixa de Pensions. Barcelona.

GREENWOOD, D. (1984). "Medicina intervencionista versus medicina naturalista: historia antropológica de una pugna ideológica" en Arxiu d'etnografia de Catalunya n° 3, págs. 57-81.

HARRIS, M. (2002). "Introducción a la antropología General". Madrid. Alianza Editorial.

HELMAN, C.G.(1990), Culture, health and illness, London, Wright.

KLEINMAN, A. (1980). "Patients and healers in the context of culture", Berkeley, University of California Press.

KENNY, M.; DE MIGUEL,J.(1980) " La Antropología Médica en España". Barcelona, Anagrama.

LISCHETTI, M. (1999) "Antropología". Ed. Eudeba. Buenos Aires.

MAGLIO,F.; FIGINI, H. Y OTROS. (2000). "Fundamentación y contenido de la Medicina Antropológica". Buenos Aires. Sociedad Argentina de Antropología Médica.

MALINOWSKI, B. (1995) "Los argonautas del pacífico occidental".. Barcelona. Ed Península.

MALLART, LL., (1992). "Sóc fill dels evuzoc ". Barcelona. Edicions La Campana.

MALLART, LL. (2001). "Okupes a l'África". Barcelona. Edicions La Campana.

MARTIN ZURRO,A.; CANO PEREZ,J.F. (1991). "Atención Primaria. Organización y pautas de actuación en consulta". Ed. Mosby-Doyma. Barcelona.

MARTINEZ, A. (1984). "Eficacia simbólica, eficacia biológica. Hacia un nuevo modelo analítico y terapeútico en la asistencia sanitaria". Revista Rol de Enfermería, Diciembre, nº 172.

MARTINEZ, A. "Antropología de la Salud. Una aproximación genealógica ". en PRAT,J. y MARTÏNEZ, A."(Editores) "Ensayo de Antropología Cultural. Homenaje a Claudio Esteva Fabregat ". Barcelona. Ariel Antropología.

MENÉNDEZ, E. (1952). "Grupo doméstico y proceso salud / enfermedad / atención. Del "teoricismo" al movimiento continuo". Cuadernos Médico Sociales. Nº 59

MENÉNDEZ. E. (1990). "Morir de alcohol. Saber y hegemonía médica" México. Alianza Editorial Mexicana.

MENÉNDEZ, E. (1978): "El modelo médico y la salud de los trabajadores" en Franco BASAGLIA et al." La salud de los trabajadores", Ed. Nueva Imagen, México, págs. 11-53

MENÉNDEZ, E. (1992). "Modelo hegemónico, modelo alternativo subordinado, modelo de autoatención. Caracteres estructurales". En CAMPOS, R. (comp.) "La Antropología médica en México". México. Universidad Autónoma Metropolitana.

MENÉNDEZ, E. (1999) "Prólogo" en ROMANI, O. "Las drogas. Sueños y razones". Barcelona. Ed. Ariel.

MISHLER, E (1984). "The discourse of medicine: dialectics of Medical Interviews". Norvood. NJ: Ablex.

NAVARRO, V. (compilador). (1993). "Salud e imperialismo". México. Ed. Siglo XXI.

NAVARRO, V. (1986). "Crisis, health, and medicine". Nueva York. Tavistock Publications.

PARSONS, T. (1999). "El sistema social". Madrid. Alianza Editorial.

PIÉDROLA, G. Y COLS. (1993). "Medicina Preventiva y Salud Pública"., Barcelona. Salvat Editores.

PRAT, J.; PUJADAS, J. J.; COMELLES, J. M. (1980). "Sobre el contexto de enfermar" en KENNY, M.; DE MIGUEL, J.M. (comps.) "Antropología de la medicina en España". Barcelona, Ed. Anagrama.

REES, C. (1994). "Records and Hospital Routine" en P. ATKINSON Y C. HEATH (comps.): "Medical Work Realities and Routines"; Fairnborough, Gower.

QUINTANA, J.M. (1989). "La terminología médica a partir de sus raíces griegas". Madrid. Ed. Dykinson S.L.

RODRÍGUEZ, J.; DE MIGUEL, J. M. (1990). "Salud y poder". Madrid. CIS (Monografías nº 112).

SACKS, O. (1997). "El hombre que confundió a su mujer con un sombrero". Barcelona. Muchnik Editores S.A.

SCHEPER - HUGUES, N. (1992). "La muerte sin llanto. Violencia y vida cotidiana en el Brasil ". Barcelona. Ed. Ariel.

SENDRAIL, M. (1983). "Historia cultural de la enfermedad". Madrid. Espasa Universitaria.

SENDRAIL, M. (1983). "Bajo la mano de Ishtar" en "Historia cultural de la enfermedad". Ed. Espasa Calpe. Madrid.

SONTAG, S. (1996). "El sida y sus metáforas". Madrid, Ed. Taurus,

SONTAG, S. (1978) "La enfermedad y su metáforas". Madrid, Ed.Taurus.

TEIDE (1998). "Diccionario Médico Teide". Editorial Teide S.A. Barcelona.

THOMAS, L. V. (1993). "Antropología de la muerte". México. Fondo de Cultura Económica.

TURNER, V. (1990). "La selva de los símbolos". Madrid. Ed. SIGLO XXI.

TURNER, V. (1988). "El proceso ritual. Estructura y antiestructura". Madrid. Ed. Taurus.

URIBE, JOSE MARIA. (1996). "Educar y curar. El diálogo cultural en Atención Primaria". Madrid. Ministerio de Cultura.

VAZQUEZ, H. (1982) "El estructuralismo, el pensamiento salvaje y la muerte", México, Fondo de Cultura Económica.

I. PREGUNTAS DE AUTOCOMPROBACIÓN

1ª A su forma y de una manera razonada relacione los conceptos de Antropología y cultura.

2ª Considera que existe un punto de inflexión donde puede ya considerarse a la Antropología como científica. Razónelo.

3ª Que es la antropología aplicada y cuales sus áreas de estudio.

4ª Describa que es la Antropología médica y quien es su fundador.

5ª Explique cuales eran los objetos de estudio de Ackernecht.

6ª Para que sirve estudiar antropología aplicada al campo de la salud.

7ª Explique que es lo que estudia la antropología de la salud, la enfermedad y los sistemas de cuidados.

J. CONTESTAR PREGUNTAS DE AUTOCOMPROBACIÓN

1ª A su forma y de una manera razonada relacione los conceptos de Antropología y cultura.

____

____

____

2ª Considera que existe un punto de inflexión donde puede ya considerarse a la Antropología como científica. Razónelo.

3ª Que es la antropología aplicada y cuales sus áreas de estudio.

4ª Describa que es la Antropología médica y quien es su fundador.

5ª Explique cuales eran los objetos de estudio de Ackernecht.

6ª Para que sirve estudiar antropología aplicada al campo de la salud.

7ª Explique que es lo que estudia la antropología de la salud, la enfermedad y los sistemas de cuidados.

K. OBSERVACIONES SOBRE LAS PREGUNTAS DE AUTOCOMPROBACIÓN

Tema XVIII
Enfermería transcultural

Índice

> Cada día oímos hablar más de transculturalidad, términos como Psiquiatría transcultural o Enfermería trancultural, nos son cada día más comunes.
>
> En el fondo de la cuestión esta el tipo de vida que llevamos, con los grandes movimientos migratorios sur-norte, desde zonas en subdesarrolladas a zonas desarrolladas buscando una vida más digna, o entre países en desarrollo buscando un perfil de éxito que a veces solo es una ilusión, sea como sea somos unas sociedades que gracias a los avances tecnológicos viajamos, por diversas cuestiones.
>
> Estos movimientos producen la residencia y el contacto entre personas de diversas culturas y por lo tanto de diferentes formas de observar, pensar, entender y curar la enfermedad. Todo ello nos lleva a tener que reflexionar para evitar el choque o incomprensión de los "otros", reflexionar para construir unos profesionales respetuosos con esas formas de pensar diferentes, con esos valores diferentes y en eso creemos que la Antropología ha ayudado, por la superación de

sus propios errores, a estimular la traducción cultural y los planteamientos transculturales en definitiva.

Los alumnos al finalizar esta parte del tema serán capaces de: establecer cuales son las bases teóricas de la enfermería transcultural; conceptualizar la enfermería transcultural; poder describir alguna las características básicas de la enfermería transcultural; describir el perfil profesional de la fundadora de esta corriente; y tener unos conocimientos básicos sobre la Teoría de la diversidad y universalidad de los cuidados culturales, y el modelo de creencias de salud.

A. Introducción

Centrando el tema, ya apuntado en nuestro entorno próximo, diremos que España que –no olvidemos– es la puerta sur de la Comunidad Europea, por lo tanto la entrada a un "mundo fabuloso como el mítico el Dorado", donde se agolpan oleadas de migrantes procedentes de países castigados por la pobreza y las hambrunas.

La capacidad reproductiva de los países árabes del norte de África, con más de 60 millones de mujeres en edad reproductiva, las hambrunas subsaharianas que desde hace tantos años se padecen, no presagian el cese de los movimientos hacia nuestro país.

Llegados al mismo aunque muchos contingentes siguen hacia los tradicionales países de acogida, Francia y Alemania, se estabilizan algunos en nuestro país, que se ha convertido con otro país mediterráneo (Italia) en una zona de entrada sino de asentamiento.

De hecho no nos son extraños los ritmos africanos en actuaciones improvisadas en las grandes ciudades, el verlos trabajar en invernaderos en Almería y Murcia, tampoco las primeras reacciones en los colegios ante las jovencitas con el pañuelo en la cabeza, o algunas reacciones xenófobas, por ahora puntuales.

A diferencia de una gran conocedora del Magreb, Sol Tarrés[178], nosotros no creemos que el apoyo que se necesita para desbrindar los problemas producidos por la multiculturalidad deban ir solo hacia los otros; para nosotros hay que retomar nuestra educación pobre –y diríamos tristemente pobre– en cuanto a la formación intelectual y cultural (con mayúsculas), hay que mejorar nuestro sistema educativo (que no está concebido solo para que los profesores cobren un sueldo) y ello debe ser compartido; y si se debe dar una respuesta socio-sanitaria a los déficits existentes[179].

Los conocimientos antropológicos afectan a los cuidados y la forma de concebirlos, así en la aplicación al campo de los cuidados, es decir al trabajo enfermero, han permitido propuestas en dicho ámbito como la transcultural que intenta evitar una parcelación discriminatoria de los mismo, dependiendo del sujeto.

B. Enfermería transcultural

Cultura y cuidado están íntimamente relacionados, desde siempre podíamos decir ya en los homínidos, de ellos sabemos que son las crías de mamíferos que más tiempo son cuidados por sus madres, padres y grupo, dado que son los más indefensos; también por nuestros fósiles[180] sabemos que supervivían en estos grupos (bandas de forrajeros, por ejemplo) individuos que sin un cuidado especial habrían muerto.

Parece ser que en esa información externa que se transmite el cuidar ha sido un valor transmitido por generaciones; en

---

[178] Buena amiga nuestra.

[179] Creemos que en este sentido la Junta de Andalucía, está realizando una acertada labor sanitaria.

[180] Patopaleoantropología.

principio una labor adscrita al género femenino como una imposición no remunerada dentro del grupo (familia); después como una labor profesional y científica.

El cuidar lo podemos definir como la esencia y acto diferenciador de la enfermería que ayuda a las personas mantener la máxima autonomía con respecto a las necesidades que afectan a la salud o bienestar, y ante la imposibilidad, ayuda a afrontar la muerte.

La anastomosis cultura / cuidado, fue la que dio lugar a la corriente de la enfermería llamada transcultural; en ella lo significativo, es que han sido incorporados en el cuidar, las creencias, valores y prácticas deseados de los seres humanos y que son diferenciadores interculturales.

Como fundadora de esta corriente, Leininger define la Enfermería transcultural (ETC) como el área formal de estudio y trabajo centrada en el cuidado basado en la cultura, creencias de salud o enfermedad, valores y prácticas de las personas, para ayudarlas a mantener o recuperar su salud, y hacer frente a sus discapacidades o a su muerte.

Todas las personas necesitan –sobre todo en la enfermedad– que se entiendan y respeten sus valores culturales y creencias y que les ayuden de una manera significativa y apropiada.

A nuestro entender el objetivo de la ETC, en definitiva, es proporcionar cuidados que respeten en la medida de lo posible la forma de abordar la salud[181] en la cultura del sujeto; si esto se realiza, las personas que cuidemos no experimentarán situaciones negativas como la imposición cultural o etnocentrismo.[182] [183] [184]

---

[181] Culturalmente apropiados.

[182] Etnocentrismo e imposición cultural son conceptos de extremada importancia que todos los profesionales de la salud deberían entender, como lo han hecho los antropólogos, aunque les costara más de un siglo.

[183] El etnocentrismo se refiere a la creencia de que la cultura propia esta por encima de las demás (los propios valores, creencias y maneras de

Ambos conceptos suelen llevar a choques, daños y conflictos culturales entre clientes y enfermeras; por tanto los cuidadores profesionales deben aportar el respeto reclamado, hacia todos los colectivos, y comprender que es imposible respetar sin conocer.

Resumiendo, hay que pensar que nuestra formación en antropología y antropología de la salud, nos ayudará al conocimiento de la diversidad cultural, que es determinante para mejorar nuestras prácticas.

c. Madeleine Leininger

Quizá hemos oído hablar de Madeleine Leininguer, sin saber o tener una idea aproximada de quien era, por ello planteamos una breve reseña curricular de ella:

La fundadora de la Enfermería Transcultural, nació en el Estado de Nebraska (Sutton), se diplomó en la Escuela de Enfermería de St Anthony, en Denver., y fue la primera enfermera profesional,con preparación universitaria en enfermería, obteniendo un Doctorado en Antropología Cultural y Social.

En 1950 obtuvo el título de B.S. en Ciencias Biológica por el Benedictine College, Atchison, Kansas, y realizó estudios complementarios de Filosofía y Humanismo.

Trabajo como instructora, enfermera de plantilla y enfermera jefe en la unidad médico - quirúrgica y abrió una nueva unidad de Psiquiatría como directora de servicio de enferme-

---

conocer y hacer son las mejores, o superiores a otras). Los problemas se presentan cuando estas creencias son muy fuertes y controlan de manera no deseable a otros que son culturalmente diferentes.

[184] Imposición cultural, refiere a la tendencia de imponer la propia cultura (valores, creencias y prácticas) a otra persona o grupo, limitando su libertad produciéndoles un daño (aculturación) irremediable.

ría del St Joseph Hospital en Omaha, desarrollando a la vez estudios de administración y el diseño de planes de estudio de enfermería.

En 1954 obtuvo un M.S.N. en Enfermería Psiquiátrica por la Universidad Católica de América en Washington, D. C., y pone en marcha el primer programa de especialidad clínica (M. S. N) en enfermería psiquiátrica infantil del mundo.

De sus textos, en Enfermería psiquiátrica, destacar junto a C Hofling, el titulado "Basic Psychiatric Nursing Concepts" (1960), que ha sido editado en 11 lenguas y se utiliza en todo el mundo. Entre los años 1950 y 1960 señaló la existencia de varias áreas comunes de conocimiento y de interés científico-teórico entre la enfermería y la antropología, "Nursing and Anthropology: Two Worlds to Blend", fue su primer libro publicado sobre Enfermería transcultural, que sentó las bases del desarrollo de este campo del conocimiento, de su propia teoría y de la asistencia sanitaria basada en las diferencias culturales; "Transcultural Nursing: Concepts, Theories, Research, and Practice" (1978), definió los principales conceptos, nociones teóricas y procedimientos prácticos de la enfermería transcultural.

Trabajo como directora del primer programa científico de enfermería (Ph. D) de los Estados Unidos. Fundó el Committee on Nursing and Anthropology en 1968, en coordinación con la American Anthropological Association.

Profesora de enfermería y profesora adjunta de Antropología en la Universidad de Salt Lake City; fue decana y profesora de enfermería y conferencista en Antropología por la Universidad de Washington (Seattle.); y en la Universidad Estatal de Wayne, en Detroit, profesora de enfermería y profesora adjunta de Antropología.

En 1974 fundó la Organización denominada National Transcultural Nursing Society de la que ha sido una activa dirigente desde sus inicios. Fundó la National Research Care Conference en 1978.

Fundó el Journal of Transcultural Nursing (1989), del que fue editora.

Leininger ha escrito o editado 27 libros, ha publicado más de 200 artículos y 45 capítulos de libros, además de numerosas películas e informes de investigación centrados en enfermería transcultural.

D. Teoría de la diversidad y universalidad de los cuidados culturales

La teoría de Leininger procede de la Antropología y de la Enfermería, para ella la enfermería transcultural es una área de la enfermería, que se centra en el estudio y el análisis comparado de las diferentes culturas y subculturas del mundo, desde el punto de vista de sus valores y, creencias y prácticas sobre la salud y la enfermedad.

El abordage transcultural implica una actuación de cuidados diferente, que se define y se fundamenta en las particularidades de las culturas, y que es diseñado específicamente para orientar los cuidados de la enfermería a los individuos, las familias, los grupos y las instituciones.

Establece la diferencia entre enfermería transcultural e intercultural, así:

> en donde la primera se refiere a los profesionales de enfermería preparados y comprometidos en adquirir un conocimiento y un método práctico de actuación de la enfermería transcultural. La enfermería intercultural la integran los profesionales que utilizan los conceptos antropológicos médicos o aplicados, sin comprometerse en el desarrollo de teorías o prácticas basadas en la investigación, dentro del campo de la enfermería transcultural, otra diferencia es que la enfermería transcultural utiliza una base teórica y práctica comparadas entre varias culturas, mientras que la intercultural es la que

aplican los profesionales que trabajan con dos culturas (JI-MÉNEZ, B. Y OTROS; 2003).

Su teoría nos dice que la cultura determina los patrones y estilos de vida que determinan las decisiones de las personas.

Nos permite a los enfermeros descubrir y documentar el mundo del paciente y utiliza los valores, creencias y prácticas de nuestros otros (émicos, por tanto), para ayudarnos a adoptar acciones y decisiones profesionales coherentes con esos modos culturales.

Los cuidados culturales conforman la teoría integral de enfermería más amplia que existe, ya que tiene en cuenta la totalidad y la perspectiva holística de la vida humana y la existencia a lo largo del tiempo, incluyendo factores culturales sociales, la visión del mundo, la historia y los valores culturales, el contexto ambiental, las expresiones del lenguaje y los modelos populares (genéricos) y profesionales.

Leininger sostiene que:

- Los cuidados son la esencia de la enfermería y su rasgo distintivo.
- Los cuidados son un dominio complejo, engañoso y, afectado por la estructura social y la cultura.
- Defiende la aplicación de métodos etnológicos cualitativos, en especial la etnoenfermería, para estudiar los cuidados.
- En la década de los 60, Leininger desarrolló métodos de etnoenfermería concebidos para estudiar de forma específica y sistemáticalos fenómenos de enfermería transcultural.[185] [186]

---

[185] La etnoenfermería se centra en el estudio y la clasificación sistemática de las creencias, valores y prácticas que se aplican en la asistencia de enfermería, según los conocimientos cognitivos o subjetivos que tiene de ellos una cultura determinada (o su representante), a través de las

Quizás uno de las pretensiones más importantes de esta teoría es ser capaz de documentar, conocer, predecir y explicar de forma sistemática, a partir de los datos de campo, qué es lo diverso y qué lo universal a cerca de la asistencia genérica y profesional de las culturas en estudio, dentro del marco formado por los componentes del llamado modelo sol naciente, su finalidad consiste en descubrir los puntos de vistas émicos, personales o culturales, relativos a los cuidados, tal como se entienden y se aplican, y emplear estos conocimientos como base de las prácticas asistenciales.

La meta de la teoría es suministrar unos cuidados responsables y coherentes culturalmente, que se ajusten de modo razonable a las necesidades, valores, creencias y prácticas de los pacientes.

E. EL MODELO DE CREENCIAS DE SALUD

El modelo de creencias de salud de R. Spector, se define como un modelo de Enfermería transcultural, y los conceptos básicos del mismo los podemos resumir como sigue:

- La concepción del hombre en tres planos unidos, a saber: cuerpo, mente y espíritu, concepto este ultimo algo difuso pero de gran importancia.

---

manisfestaciones émicas locales de las personas, expresadas por el lenguaje, las experiencias, las convicciones y el sistema de valores, sobre fenómenos de enfermería reales o potenciales, como pueda ser la asistencia, la salud y los factores ambientales.

[186] Con la teoría de los cuidados transculturales y el método de etnoenfermería basado en creencias émicas (visión interna), es posible acceder al descubrimiento de cuidados fundados y basados en las personas, ya que se emplean principalmente datos centrados en los informantes y no en las convicciones o prácticas éticas (visiones externas) del investigador.

- La consideración de que existe una sola medicina totalmente legitimada (científica) que es la medicina biologicista occidental.
- El concepto de cultura utilizado que presenta la misma como una información extrínseca necesaria o indispensable para el animal humano considerarlo como animal social, y que además es transmitida de generación en generación alterada en parte por fenómenos como: la innovación, la difusión y la aculturación; la cultura es solo consciente en parte, es un mecanismo de "creación y limitación de las elecciones personales humanas" (SPECTOR, R.; 2002:6), y que conforma una red relacionada de símbolos.
- La existencia actual de una serie de movimientos migratorios, por ejemplo diarios: desplazamientos a trabajar, desplazamientos para ir a comprar, desplazamientos de ocio, o fenómenos mas duraderos como la migración por motivos económicos, hambrunas y guerras, estos últimos implican para el personal de enfermería interaccionar con pacientes / familia / grupos con culturas diferentes que implican valores, creencias, y practicas de salud diferentes a las nuestras, y podríamos añadir con unas cosmogonías (formas de ver y entender el mundo) diferentes.
- La socialización entendida como un "proceso de crecimiento dentro de una cultura y adquisición de las características del grupo. La educación –desde la básica hasta la universitaria– incluyendo la enfermería es una forma de socialización (ese proceso de adquisición de la cultura del grupo es lo que los antropólogos denominamos enculturación).
- Culturización, es el proceso por el cual un individuo de una cultura no dominante, es obligado a aprender la nueva cultura, lo cual comporta una perdida de la propia (aculturación).

- La culturización se puede observar como una asimilación, que es el proceso de creación de una identidad cultural nueva, como dice la autora:

> se supone que una persona de un determinado grupo cultural pierde su identidad cultural… esto puede causar estress y ansiedad (La Frombose et al.; 1993:395). La asimilación puede describirse como un conjunto de subprocesos, un proceso de inclusión a través del cual la persona aprende aprende, gradualmente, a adaptarse a los patrones del grupo dominante y abandonar los anteriores. El proceso se considera completo cuando la persona se halla integrada por entero en el grupo cultural dominante (McLemore; 1980:4). Existiendo cuatro formas de asimilación: cultural, conyugal, estructural primaria, y estructural secundaria.

Este modelo considera que las personas nacidas en el extranjero mantienen su cultura de procedencia, unos más y otros menos, pero que esta cultura extraña puede interferir no solo en la interacción personal que implica el cuidado, sino también en el desarrollo del propio cuidado, por ello la Dra. Spector se plantea "medir" el apego a su cultura de procedencia, para poder reconocer la dificultad en el desarrollo de la labor de cuidar, y plantear soluciones a estos problemas; para ello se utiliza el concepto de consistencia hereditaria concepto "desarrollado por Estes, G. y Zitzow, D., en 1980, para describir hasta que grado el estilo de vida de un individuo refleja su cultura tradicional" (SPECTOR, R.; 2002:5); ampliándose la teoría para abarcar las culturas europeas, asiáticas, africanas o americanas, así este concepto nos permite estudiar hasta que punto la persona mantiene su herencia tradicional y determinar el alcance de dicha herencia.

La Dra. Spector presenta un test o matriz para medir esta llamada "consistencia" y que ha aplicado a lo largo de los años a sus alumnos, y que aquí trasvasamos de su libro (SPECTOR, R; 2002).

Parece de aplicación en el ámbito anglosajón particularmente en el estadounidense, debido a que la asimilación allí implica aculturación, y dado que la máxima aspiración de los inmigrantes es quedarse allí, se establece una diferencia tremenda con los nuestros que quieren volver a casa.

F. Dudas sobre el texto

G. Bibliografía

BERNALTE, A.; MIRET, M.T. (2002). "Una guía de educación para la salud desde la mirada antropológica". Cádiz. Servicio de publicaciones UCA.

BERNALTE, A.; MIRET, M.T. (2002). "Introducción a la Enfermería transcultural". Cádiz. Inédito..

LEININGER, M. (1970). "Nursing and anthropology: Two worlds to blends". Ed. John Wiley & Song. New York. EE.UU.

LEININGER, M. (1974). "Health care dimension". Ed. F.A. Davis. Philadelphia. EE.UU.

MARRINER-TOMEY, A..; RAILE, M. (1999). "Modelos y Teorías en Enfermería". Cuarta edición. Ed. Hardcourt Brace. España.

SPECTOR, R. (2002). "Las culturas de la Salud". Madrid. Pearson Educación.

H. Preguntas de autocomprobación

1ª Sobre que bases teóricas se apoya la enfermería transcultural.

2ª Qué es la enfermería transcultural.

3ª Explícame las características básicas de la Antropología transcultural.

4ª Describe el perfil profesional de la fundadora de esta corriente.

5ª Cómo valora el modelo de creencias de salud la cultura de procedencia

I. Contestar preguntas de autocomprobación

1ª Sobre que bases teóricas se apoya la enfermería transcultural.

____

____

____

____

____

____

____

____

____

2ª Qué es la enfermería transcultural.

3ª Explícame las características básicas de la Antropología transcultural.

4ª Describe el perfil profesional de la fundadora de esta corriente.

5ª Cómo valora el modelo de creencias de salud la cultura de procedencia.

J. OBSERVACIONES A LAS PREGUNTAS DE AUTOCOMPROBACIÓN

ÍNDICE

Editorial LibrosEnRed

LibrosEnRed es la Editorial Digital más completa en idioma español. Desde junio de 2000 trabajamos en la edición y venta de libros digitales e impresos bajo demanda.

Nuestra misión es facilitar a todos los autores la **edición** de sus obras y ofrecer a los lectores acceso rápido y económico a libros de todo tipo.

Editamos novelas, cuentos, poesías, tesis, investigaciones, manuales, monografías y toda variedad de contenidos. Brindamos la posibilidad de **comercializar** las obras desde Internet para millones de potenciales lectores. De este modo, intentamos fortalecer la difusión de los autores que escriben en español.

Nuestro sistema de atribución de regalías permite que los autores **obtengan una ganancia 300% o 400% mayor** a la que reciben en el circuito tradicional.

Ingrese a www.librosenred.com y conozca nuestro catálogo, compuesto por cientos de títulos clásicos y de autores contemporáneos.